精神科医が教える

EMOTION

病気を治す感情コントロール術

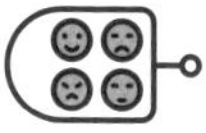

CONTROL

樺沢紫苑

あさ出版

本書は、2016年に刊行した『頑張らなければ、病気は治る』（あさ出版）を大幅に加筆、修正したものです。

はじめに

感情をコントロールすれば身体もコントロールできる

「何年も病院に通っているのに、なかなか病気が治りません」

私のもとには、毎日、こうしたメールが届きます。

現在、私は精神科医として活動しながら、YouTube「精神科医・樺沢紫苑の樺チャンネル」（登録者数27万人）を運営し、視聴者から質問、悩みを募集しています。これまで、累計で1万件を超える悩み、相談をいただきました。その中で、最も多いのが、この「なかなか病気が治りません。どうやったら病気を治せますか？」というものなのです。

精神科医になって30年、その間、何千人という患者さんを診察、治療してきました。数カ月でスッキリと治る人もいれば、何年もかかる人もいます。つまり、「病気が治る人」と「病気が治らない人」、「病気が治りやすい人」と「病気が治りづらい人」

がいるのです。
その違いは何なのか？　私は、ずっと考えてきました。なぜなら、**「病気が治りづらい人」の特徴、原因がわかれば、もっと病気が早く、楽に治せるからです。**

私は現在、東京に住んでいますが、札幌医科大学を卒業してから２００４年までは、北海道の病院で精神科の勤務医をしていました。その後、大都市、地方都市、田舎町、農業が主体の町、漁業が主体の町など様々な地域の病院で、様々な症状に悩む患者さんを見てきました。

また、大学病院と地方病院を行き来しながら、10年以上にわたって脳科学研究にも従事してきました。その研究の成果もあり、２００４年から3年間、米国シカゴのイリノイ大学に留学し研究を続けました。

帰国後は、「日本人の自殺やうつ病を減らしたい」というビジョンのもと、書籍やインターネットでの情報発信を主体に、「メンタル疾患の予防」の活動を行っています。

こうした「精神科医としての診察」「脳科学研究」「情報発信」によって得られた経験から、「なぜ病気が治らないのか？」「どうすれば、治らない病気を治すことができるのか？」について、明確な「答え」にたどりつきました。

その「答え」をお伝えするのが、本書です。

本書は、私の精神科医としての経験をベースに書いていますが、「病気を治す」その対象とする疾患は、メンタル疾患に限らず、内科、その他のすべての身体疾患に当てはまります。

メンタル疾患がなかなか治らない人や身体疾患がなかなか治らない人、病気の家族を支える人が読むと、「病気を治す」ヒントが得られます。

医師や看護師、コメディカルの人が読むと、なぜ患者さんは、明らかに自分の不利益になる「ドクターショッピング」「服薬拒否」「入院拒否」をするのか、という患者さんの心理がわかります。

悲しみ、不安、恐怖、怒りなどのネガティブな感情に支配されやすい人にも、ぜひ、読んでいただきたいと思います。なぜ、「ネガティブな感情」が湧き上がってくるのか、その理由と対処法が明確にわかり、「ネガティブな感情」から解放され、ストレスフリーに生きることができます。

まだ病気になっていない人が読むと、「病気になりやすい人」の特徴がわかります。

それを避けることで、病気を予防し、長生きすることができるようになるでしょう。

本書の内容を実践すれば、「ネガティブな感情」のコントロールができます。すべての人が楽しく、明るく、健康に生きるために「感情コントロール術」は必須なのです。


2020年からの新型コロナウイルス感染症の拡大によって、世界中のすべての人が終わりの見えない不安、恐怖、ストレスを毎日感じながら生活しています。

ネットを見ると、悪口や誹謗中傷など、ネガティブな言葉であふれています。そうすることでストレス解消をしているという人も少なくありません。しかし実際のところ、「悪口」を言うとストレス解消になるというのは、脳科学的には完全に誤りです。むしろ、「悪口」はストレスを増やすだけです。

このように、世の中の多くの人たちが、間違った「感情コントロール術」を行い、自らのネガティブ感情を増幅させ、自らストレスを増やしています。つまり、**「病気になる原因」と「病気が治らない原因」を自分でつくっているのです。**

本書は、2016年に出版した『頑張らなければ、病気は治る』（あさ出版）を大幅に加筆、修正したものです。

「ネガティブな感情をコントロールするだけで楽に生きられる」という本書のコンセプトが、今、多くの人に必要とされ、知っていただくことで役立てていただきたいと考え、最新の情報などを反映し、タイトルも新たに、お届けすることになりました。

本書では、精神科医キューブラー・ロスの「グリーフ・サイクル（悲嘆のプロセス）」をベースに、それらを最新の脳科学研究の裏付けを示しながら、私のリアルな体験を実例として盛り込み、「病気を乗り越える」「苦しみを乗り越える」「悲しみを乗り越える」方法を示しています。

本書で紹介する「感情コントロール術」を普段から実践していれば、ストレスを大幅に軽減できるので、そもそも病気にならず、ストレスフリーを実現して、病気を予防することが可能になります。

本書を1人でも多くの方に手に取っていただき、病気の治療、病気の予防、心と身体の健康の維持に役立てていただければ幸いです。

2021年3月

樺沢紫苑

第1章
あなたの病気が治らないのには「理由」がある

第2章

「不安」を取り除けば病気は治る

第3章

「悪口」が病気を悪くする

第4章

「受け入れる」だけで病気は治る

第5章

「表現する」と病気は治る

第6章

家族が「寄り添う」と病気は治る

第1章

EMOTION

あなたの病気が治らないのには「理由」がある

CONTROL

病気が治らない人ほど病気と闘っている

一生懸命な人ほど治らない

私のところには毎日、たくさんの方から、相談のメール、メッセージが送られてきます。その数は、累計で1万通以上を超えています。

最も多いのは「何年も治療しているのに病気が治りません」というものです。中には、何千字もの長文で病歴を詳細に書いてくる人もいます。

「治らない」人たちからの膨大なメールやメッセージから伝わってくるのは「必死さ」です。

何が何でも病気を治したいと思い、病気を治そうと、とにかく頑張っている。

おそらく毎日病気に苦しみ、一日中病気のことを考え、心休まる暇などないでしょう。

そういう人は、もう少し肩の力を抜いたほうがいいのです。病気を治そうと頑張りすぎる人ほど、治らないからです。

病気を治そうと頑張る。しかし、なかなか治らない。その苦しい現実が大きなストレスとなって、自身にのしかかります。

病気に抗《あらが》う、病気と闘うことで、ストレスは何倍にも膨れ上がり、それこそが病気が治らない最大の原因になっているからです。

なかなか治らない病気を治すのは簡単です。

病気と闘わないこと。ただそれだけです。

これが、約30年精神科医をやってきた私の結論です。

「病気が治らない人」には共通点がある

「何年も病気が治らない人」からのメールには、明らかな傾向があります。医者や病院、家族、会社に対する不満、悪口が少なからず記されています。ネガティブなことばかりで、ポジティブなところが1行も見当たらない。全体的に「不安」があふれているのです。

もしくは、何年も通院しているのに病気が治らないことから、このままでいいのか、セカンドオピニオン（第二の意見）を求めて連絡してくる方もいます。

こうした1万通以上のメールやメッセージ、実際に診察した「病気が治らない人」、そして、実際に私が治療して「病気が治っていった人」との違いを、わかりやすく表にまとめたのが、次ページのものです。

ご自身のあり方と照らし合わせてみてください。

あなたはいくつ当てはまっていましたか？

「治らない人の特徴」にほとんど当てはまっていても悲観することはありません。病気が治っていても、治らない人の特徴を満たしている人は少なくありません。

誰でも「病気が治らない人」から、「病気が治る人」に変わることができるからです。

「病気が治らない人」も「病気が治る人」に「切り替わる」のです。

その方法は、病気と闘わない。そして、**否認、受容、感謝の3ステップを踏むこと**です。

言い換えると、自分の感情をコントロールする、自分の感情をコントロールできる

「病気が治る人」と「病気が治らない人」の違い

病気が治らない人	病気が治る人
病気と闘い、抗っている	病気を受け入れている
悪口が多い	感謝の言葉が多い
ネガティブな言葉が多い	ポジティブな言葉が多い
しかめっ面が多い	笑顔が多い
何でも不安に思う	小さいことにクヨクヨしない
怒りっぽい、イライラしている	リラックスしている
ストレスの原因を取り除こうと頑張る	ストレスにも「まあいいか」と思う
人に相談しない	人に気軽に相談する
「苦しい」を我慢する	「苦しい」を表現する
他人を責める	他人を赦《ゆる》している
自分を責める	自分を認めている
過去にこだわる	今を生きている
症状のよくならない部分に注目する	症状のよくなった部分に注目する
医者を信頼していない	医者を信頼している
よく病院を変える	1つの病院に継続して通院している
自分1人でやろうとする	支えてくれる家族や友人がいる

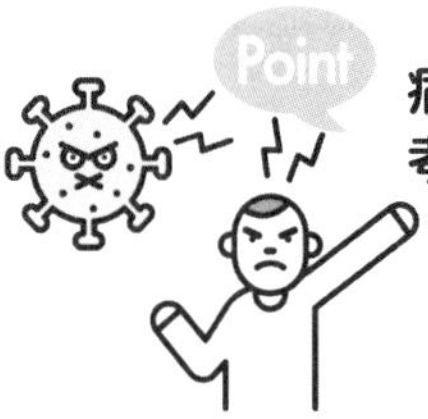

病気が治る人と治らない人は、
考え方や行動の多くが対照的

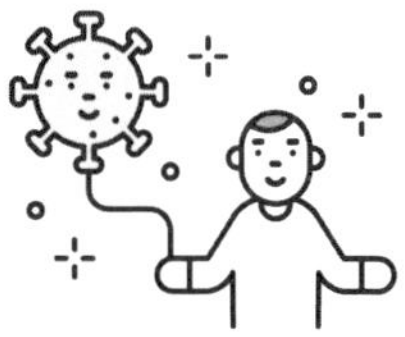

ようになることが、「病気が治る」ということなのです。

病気が治らないと、患者さんは医者のせい、病院のせい、薬のせいと、何か他のもののせいにしたがります。

しかし、医者も薬も、よほどのことがない限り、変える必要はありません。

本書で紹介する方法を実践すると、**「気持ちを切り替える」「感情をコントロールする」だけで、今まで治らなかった病気を治すことができます。**

「治す」というよりも、いつの間にか「治っている」のです。

病気はあなたの「敵」ではない

闘病に必死になりすぎない

「闘わなければ病気は治る」と言われても、イメージが湧かないでしょう。

具体的にどうすればよいかを、「5つの闘わない」として紹介します。

この「5つの闘わない」を実践することが、病気を治す方法であり、病気にならない生き方であると提唱します。

1 「病気」と闘わない

「闘病」。これはよくない言葉です。

一生懸命に治療しているのに、頑張れば頑張るほど病状が悪くなることがあります。

それは、病気と闘ってしまっているから。

闘えば闘うほどストレスは増え、免疫力も自然治癒力も低下し、病状が悪くなるのです。闘うことでストレスホルモンと呼ばれるアドレナリンやコルチゾールが分泌され、身体に様々な害を引き起こすからです。

では、どうすればいいのか？

闘うのではなく、病気である自分を肯定し、受容するのです。

なぜなら、病気はあなたの「敵」ではないからです。

ほとんどの患者さんは、病気を「敵」と考えています。しかし、病気は本当に「敵」であり、「絶対悪」なのでしょうか？

「うつ病」で考えてみましょう。

猛烈に仕事が忙しいAさんは、毎晩11時過ぎまで残業し、終電で帰宅、土曜・日曜も仕事で、休む暇がない。そんな状況が1年以上も続いていました。睡眠時間は、毎日4時間ほどしかとれていません。

最近、身体がだるい、疲れやすいと感じるようになっていたのですが、そのうち疲れがまったくとれなくなり、気分も落ち込み、会社にも行けなくなってしまいました。病院を訪れると、「うつ病」と診断されました。

Aさんは、「なんで自分はうつ病になったんだろう……」と悩み、病気を呪います。しかし、考えてみてください。もしうつ病になっていなかったら、Aさんはどうなっていたでしょう。

うつ病の原因にはストレス、睡眠不足、生活習慣の乱れなどが大きく関わっています。ある水準を超えると、人は「やる気」を一切失い、仕事に行くことも、外に出ることもできなくなります。このまま働き続けていたら、Aさんは身体を壊してもおかしくありません。心筋梗塞や脳卒中で、「過労死」していたかもしれません。あるいは、「がん」などの病気が発見され、余命半年と宣告されていたかもしれません。

Aさんは、**「うつ病になったおかげで、過労死を回避できた」**と考えられないでしょうか?

うつ病は、「これ以上、無理をすると身体が壊れますよ、死ぬかもしれませんよ」というときに作動する「緊急停止装置」。あなたの命を守るために起きているともいえるのです。

うつ病以外の身体疾患も、同じように「黄色信号」の意味合いがあります。

つまり、病気には、これ以上身体を酷使すると大変なことになりますよ。少し身体を休めなさい、という「警告」の意味があるのです。

病気は私たちの身体を守るための「保護装置」。私たちの「敵」ではなく、むしろ「味方」なのです。

2 「医者」と闘わない

医者と闘ってしまう患者さんも少なくありません。これは残念なことです。

「この医者は信頼できない、わかってくれない」と別の病院に移ったり、1つの病院に通い続けながらも、不信感を拭いきれず、「もっといい医者にかかりたい」と、〝名医探し〟に一生懸命になっている患者さんもたくさんいます。

しかし、病院を変えたら、検査や診察はイチからやり直し。治療のスタートが遅れるだけです。また、**医者は患者さんのいちばんの味方となるはずです。医者の「悪いところ探し」ばかりしていては、どんな名医も信頼できなくなってしまい、治療の効果も表れません。**

病気を治すのは「患者さん自身」です。

医者は山登りのガイドのようなものです。頂上を目指す患者さんに、より楽で安全な道を教えてくれますが、おんぶはしてくれません。病気が治る、治らないを医者が決めるかのような印象を持つ人もいますが、医者は道を示すことしかできません。

また、最近ではどの科でも「診断基準」や「治療ガイドライン」が決まっていますから、医者や病院によって診断や治療法がまったく違うことは少ないはずです。

ではなぜ多くの患者さんは、医者に不信感を抱き、病院を変えたくなるのでしょうか？

それは、私たち人間に本来備わっている「否認」という心理反応と関わっています。「否認」を理解すれば、医者と信頼関係を築く方法がわかります。

その方法については、次の章から説明していきます。

3 「自分」と闘わない

病気になった患者さんの多くは、自分と闘います。

「早く病院に行っていれば、軽症で済んだかもしれない」

「こんなに無理して働いたせいで、病気になってしまった」

「自分の性格のせいで、この病気になった」

などと、自分を責めてしまうのです。

「自責の念」は、非常に大きなストレスとなって、私たちにのしかかってきます。「病気になった」こと自体がストレスなのに、「自分と闘う」ことによって、ストレスを上乗せしてしまうのです。それでは、病気がさらに悪くなるだけで、よくなることはありません。

自分を責め続けると「うつ状態」に陥ります。そうなると、病気の治療にも差し支えます。実際、身体疾患を患うと、うつ病になるリスクは2~3倍に跳ね上がります。

しかし、病気になったのは、「あなたの責任」ではありません。

仕事をしすぎた、睡眠不足になっていた、食事や生活が不規則だった。そうしたものが、病気の原因として関係しているかもしれません。

これらはすべて、「あなたの行動」です。あなたの「人格」や「人間性」に問題があったわけではないのです。

つまり、正すべきは、「あなたの行動」です。今から、あなたの生活習慣の無理やゆがみを正して、規則正しい健康的な生活習慣に改めればいいだけです。

自分自身を責め、自分の精神を自分で痛めつける。そんなことを頑張っても、何の解決にもつながりません。それどころか、間違いなく病気を悪化させます。

あなたがすべきことは、自分を「責める」ことではなく、自分を「赦《ゆる》す」ことです。

自分を赦し、自分と闘うことをやめる。そうすれば、ものすごく心が楽になります。病気も飛躍的に改善していくのです。

4 「薬」と闘わない

薬に対して、ネガティブな印象を持っている患者さんがたくさんいます。

「本当にこの薬は効くのですか？」「薬の副作用が心配です」「薬を飲むと依存症になるんじゃないですか？」「薬を飲まずに治せませんか？」などといった相談も多く寄せられます。

これらの不安は、ある意味正しいと言えます。薬は100パーセント効くわけではありませんし、飲めば必ず治るという保証もできません。薬には副作用がつきものですし、薬を使わないで治せるのならそれに越したことはありません。

しかし、病気が悪化し、「薬を飲まないと治らない状態」に陥っている場合があるのも事実です。

医者や薬剤師の間でも、薬については賛否両論ありますが、1つだけ確かなことがあります。それは、**薬は「効果がある」と思って飲んだほうが効きやすい。「飲んでも効かない」と思って薬を飲むと、効果は出ないということです。**

患者さんに、「これはよく効く薬です」と説明して、薬効成分の入らない「偽薬《ぎやく》（プラセボ）」を飲んでもらうと、不思議なことに、症状が緩和されるなど、改善効果が出ます。

これを「プラセボ効果」といいます。この効果はバカにできません。

プラセボ効果を調べたある実験によると、「プラセボが痛みをコントロールする効力は、アスピリンやコデインなど一般的に使われている鎮痛剤の55〜60パーセント」もあったそうです。コデインというのは、末期がん患者に投与する強烈な鎮痛薬です。プラセボがその半分近い鎮痛効果を発揮したのには驚かされます。

たとえば、ある抗うつ薬が60パーセントの改善率を示すのに対し、プラセボ群は40パーセントもの改善率があるとします。薬効成分の入っていない偽薬を、「効く」と思って飲むだけで、4割もの人が「効果がある」と実感し、実際に症状が改善するのです。

逆に「効かない」と思って飲むとプラセボ効果が出ない。つまり、プラセボ効果を除いた、純粋な薬効だけで考えると抗うつ薬は、たった2割の人にしか効かない、ということになってしまいます。

プラセボの効果は自覚症状に限りません。「これは解熱剤です」と言って飲ませると熱は下がるし、「降圧薬です」と渡せば血圧が下がります。「血糖値を低くする薬です」と言ってプラセボを飲ませると、血糖値も低下するのです。

昔は、プラセボ効果は「暗示効果」、つまり「思い込み」による効果と考えられていましたが、最近の研究ではプラセボ効果が起きる場合、オキシトシン、内因性オピオイド、内因性カンナビノイド、ドーパミン、バソプレシンなどの分泌が観察されています。内因性オピオイド、内因性カンナビノイドは、高い鎮痛効果がありますから、「痛み」や「苦痛」を緩和するという効果が実際に表れます。

「これを飲めば治る」という「安心」や「期待」は、病気を治す、緩和するホルモンや物質の分泌を実際に促し、実際に免疫力を高め、治癒力を高めるのです。

また、プラセボ効果の逆のノセボ効果というものもあります。これは、薬に対する不信感が強いと副作用の出現率がアップする。また、医者に対する不信感が強いと、薬の効果が減じるというものです。

英インペリアル・カレッジ・ロンドンの脂質異常症の治療薬「スタチン」を使った研究によると、副作用の9割は薬の成分とは無関係、つまりノセボ効果によって起きていると発表しました。また別な研究では、ノセボ効果によって、薬効が20パーセント減じる、という報告もあります。

ですから、同じ薬を飲むのなら、「必ず効く！」と思って飲むべきです。

そのためには、医者との「信頼関係」と、薬に対する正しい「情報」が必要になってきます。

5 「完全に治す」と闘わない

「うつ病で5年も通院しているのに治りません。一度診てくれませんか？」

などと、セカンドオピニオンを求めて診察に来る患者さんがいます。そして、今の治療法と主治医への不満を語ります。そうした患者さんに対する私の診断は、多くの場合、その医者の治療も投薬も的確で、「もう治っている」です。

正確に言えば、9割以上は治っているのです。しかし、患者さんは「完全に治したい」「100パーセント治したい」と言います。

「完全に治すとはどういうことですか？」と質問すると、「病気になる前の状態に戻ることです」と答えます。

「病気を治す」と言うと、「病気になる前の状態に戻る」とイメージされがちですが、仮に最高の治療を受けたとしても、100パーセント元の状態に戻らない場合のほうがほとんどです。

たとえば、メジャーリーグのピッチャーとして大活躍している選手が、肘《ひじ》を痛めました。世界一の名医に手術してもらったとしても、以前と同じ成績まで戻れるかというと、多分無理でしょう。

メンタル疾患であっても、同じことが言えます。

私が考える「治る」の定義は、以下の通りです。

苦痛や痛みや不安が今よりも軽減、消失し、楽になる、症状がよくなる状態。これを「治る」と表現します。末期がんであったとしても、今の苦痛が軽減され、楽になれば、「治る」「治っている」と言えるのです。

私の「治る」の定義によれば、すべての病気は「治る」のです。

病気によって生じる苦痛を自己評価してみましょう。

苦痛がない状態を100点満点として、最初のうちは「10点」だった患者さんが、3カ月で「30点」にまで改善したとします。

このとき、患者さんは、「3カ月も治療したのにぜんぜん治っていない！」と不満に思うでしょう。100点と比べての30点ですから、まだまだ足りないと。

一方、私は、患者さんの自己評価が10点から30点になったら、「すごい！　だいぶよくなりましたね」と言います。最初と比べるとかなり「治った」と言えるからです。「たった3カ月でこんなに治った！」と喜べれば、病気への不安は減り、自分に自信を持つことができます。生活習慣改善のモチベーションも高まり、それによって治癒力が高まり、病気はさらに治っていくでしょう。30点から40点となり、50点へと、どんどん改善していきます。

しかし、「病気がなかなか治らない」と思っていると、不安や恐怖が強まり、それがストレスとなり、治癒力を低下させます。結果として、いつまでも病気がよくならない悪循環に陥ります。

「完全に病気を治す」こと、つまり、100点満点の状態を目標にしてしまうと、90点の状態まで治っていたとしても、100点満点の状態と比べては、「全然、治らない」「いつになったら治るんだ！」と不満を抱きます。その「不満」が「不安」になり、「ストレス」になる。これでは、いつまで経っても病気は治りません。

「完全に病気を治す」のではなく「今よりよくなる」ことを目標にしましょう。

そうすることで、病気はどんどん治っていくのです。

「闘病」は病気を悪化させる最大の理由

「闘う」は最大のストレス

病気と闘うと治らないどころか、悪化します。

いったい、どういうことなのか、多くの科学研究が示しているデータを紹介しながら、その理由を明確にしましょう。

人は「闘う」ことで、短期では副腎髄質から「アドレナリン」、長期では副腎皮質から「コルチゾール」などのストレスホルモンが分泌されます。

アドレナリンは短時間では「ストレスに対応するホルモン」「ストレスからの防衛ホルモン」として効果的に働きます。

アドレナリンの役割は、心拍や血圧、呼吸数の増大、骨格筋への血流増加、発汗などの反応を引き起こし、身体能力をアップさせて「闘う」状態をサポートすることです。

しかし、それが長時間続く、あるいは1日に何度も繰り返されると、身体の機能を酷使することになります。心拍と血圧が上がるために血管が収縮し、血流が悪化し、全身の細胞に栄養が行き渡らなくなってしまうのです。

またアドレナリンは血小板の働きを活発化するため、血液が固まりやすくなります。いわゆる血液ドロドロの状態になります。つまり、アドレナリンが毎日何度も分泌されると、血管の老化が加速し、心筋梗塞や脳卒中などの心血管系疾患になるリスクが高まります。

アドレナリンは、「不安」「恐怖」「闘争」「怒り」「興奮」といった感情を抱いているときに分泌されています。

とにかく「闘う」ことがよくない。病気と闘い続けると、アドレナリンがどんどん分泌され、心臓血管系を中心に、様々な弊害を引き起こします。

闘えば闘うほど、病気は悪化するのです。

24時間闘うから病気は治らない

昔「24時間、戦えますか?」というテレビCMがありましたが、そんなに闘うと、必ず病気になります。

私たちの身体は、昼は交感神経優位の状態になっていて、夜は副交感神経優位に切り替わります。

交感神経とは別名「昼の神経」。心拍数、呼吸数、体温を上げ、私たちの元気で活発な活動を支えています。しかし、交感神経優位の状態がずっと続くと、私たちの身体は回復する暇がないので、ヘロヘロになってしまいます。身体を回復させ、細胞を修復し、免疫力をアップさせる必要があります。それを担うのが、副交感神経です。

興奮・活動の神経が交感神経であり、リラックス・回復の神経が副交感神経です。

夜間、高速道路を走っていると、片側一車線を閉鎖して、道路工事をしている場面をよく見かけます。昼間はすごい交通量で車がビュンビュン走っている高速道路ですが、夜間は傷んだ路面を補修、修理しているのです。

実は、これと同じことが、私たちの身体の中でも毎日起きています。この「夜の修理屋」が副交感神経です。

「闘う」と病気が悪化する科学的根拠

	アドレナリン	コルチゾール	（夜間の）交感神経優位
どんなときに出る？	「闘う」と瞬時に分泌 不安・恐怖・闘争・怒り・興奮と関連して分泌	毎日闘い続けると分泌 不安・恐怖の他、「悲しみ」と関連して分泌	夜間にリラックスできないと起きる（例：寝る前の不安・心配）
引き起こされる身体の変化	血圧・心拍数上昇 呼吸、発汗の上昇 血液ドロドロ 動脈硬化、心血管系の老化が進む	強い抗炎症作用 免疫力低下 血圧・血糖値上昇 脳の海馬の萎縮（記憶力低下）	睡眠障害（不眠）を引き起こす 身体の回復、細胞・臓器の修復ができず、免疫力が著しく低下する
増加する病気リスク※	脳卒中、心筋梗塞になる確率が通常の2〜4倍にアップ 不整脈、狭心症のリスクを高める	糖尿病、肥満、高血圧、がん、感染症、骨粗鬆症などのリスクを高める。うつ病、その他のメンタル疾患とも深く関係	【不眠による病気リスク】 通常時に比べ病気にかかる確率が がん6倍、脳卒中4倍、心筋梗塞3倍、高血圧2倍、糖尿病3倍にアップ

※病気リスクの何倍という数値は、代表的な論文から引用したものです。
いくつかの研究によって数値には幅があります。

Point

闘えば闘うほど、症状は「悪化」する

健康の秘訣は、夜間は交感神経を鎮めて、副交感神経に活躍してもらうことです。
これができないと、病気も治りません。

寝る前に不安なことを考えない

昼間に嫌なことがあり「ムシャクシャして夜眠れない」という経験は誰にもあるでしょう。不安・恐怖・怒りの感情でアドレナリンが分泌されると、交感神経が優位の状態になります。

寝る直前に病気のことを考えて、不安や心配が頭をよぎると、身体は「戦闘状態」の交感神経優位になります。そうなると、副交感神経が活躍できません。

アドレナリンは戦闘状態のホルモンなので、脳を覚醒させます。脳がギラギラすると言ってもいい。そんな状態で、グッスリ眠れるはずがありません。

ですから、寝る前に不安なことを考えると、不眠の原因になります。

不眠は、万病のもと。不眠を続けるのは、命を削ることに等しいです。

不眠になると、がんのリスクは6倍、脳卒中のリスクが4倍、心筋梗塞のリスクが3倍、高血圧のリスクが2倍、糖尿病のリスクが3倍に跳ね上がります。

このように夜間に身体が戦闘状態にあると、ありとあらゆる病気の原因となり、病気を抱えている人は悪化します。

深い睡眠で身体の疲れを取り除き、細胞や臓器の修復、免疫機能のアップという回復効果を得ることが何より必要です。それには、不安なことを寝る前に考えないことです。

毎日頑張らない

私たちの身体は、短期間なら大きなストレスにも耐えられるのですが、小さなストレスでもそれが長く続くと耐えられないつくりになっています。長期にわたる継続的なストレスは心と身体を蝕《むしば》むのです。

毎日過度に頑張り続ける人は、小さなストレスを抱え続けることになります。

そうして日々のストレスが長期化すると、副腎皮質からコルチゾールというホルモンが分泌されます。コルチゾールは、ストレスに敏感に反応して分泌量が増加するので「ストレスホルモン」とも呼ばれます。

健康な人でもコルチゾールは分泌しています。コルチゾールは目覚め直後30分から

45分の間にピークに達し、その後、時間とともに低下、真夜中に最低になります。

コルチゾールは、「血糖値を上げる」「エネルギーを生み出す」「血圧を高める」「精神的・肉体的なストレスに対抗する」「炎症・アレルギーを抑える」など、私たちの身体を活発に動かし、生命の維持に必要な活動を担っています。昼間に元気に活動するための「気つけ薬」のようなホルモンです。

朝に分泌されるので、わかりやすく言えば、「モーニングコーヒー」のようなものです。

しかし、慢性的なストレスが続くと、コルチゾールの分泌が過剰となります。日中の分泌量が増えるだけでなく、夜間も血中濃度が低下せず、高値が続きます。

「気つけ薬」が夜中にも分泌されるわけですから、大変です。夜間に血糖や血圧が高くなってしまうと、身体が休まりません。コルチゾールには免疫抑制作用もありますから、免疫力も低下します。

これは、夜中にコーヒーを飲むようなものです。

コルチゾールの（夜間の）高値は、高血圧、糖尿病、感染症などの原因となり、現在病気を抱えている人は、病気が治らない原因になります。さらに、コルチゾールの高値が続くと、脳の海馬の萎縮が起こり、記憶力低下も起こってきます。うつ病や各種メンタル疾患においても、夜間のコルチゾールの高値が観察されます。メンタル疾患の原因にもなりうるのです。

毎日頑張ってストレスが長期化すると、病気の原因となり、さらにはストレスによって免疫力、自然治癒力が低下し、病気が治らなくなる、病気を悪化させる原因にもなるのです。

では、「頑張らない」「闘わない」ためにはどうすればいいのか、不安、恐怖、怒りなどの、ストレスホルモンに通じる感情をどのようにコントロールしていくのか、次章より詳しく説明していきます。

第1章のまとめ

- 病気を治そうと頑張りすぎない。病気と闘わない。
- 病気は「敵」ではない。「味方」と考えよう。
- まず、主治医を信頼してみよう。
- 薬は、「効く」と信じて飲む。
- 「完全に治す」から「今よりよくなる」に切り替える。
- 一日中、病気のことを考えるのはやめる。
- 寝る前に「病気のこと」「不安なこと」は考えない。

第2章

EMOTION

「不安」を取り除けば病気は治る

CONTROL

病気を受け入れないから「不安」になる

最初は誰もが思う「私は病気じゃない！」

映画『ダラス・バイヤーズクラブ』の冒頭部のシーン。

電気機械工のロン・ウッドルーフは、セックス、ドラッグ、博打《ばくち》に溺れ享楽的で自堕落な生活を送っていました。

ある日、ロンは突然、意識を失い、救急車で運ばれます。

病院で意識を取り戻したロンに、医者は言いました。

「ＨＩＶが陽性との結果が出ました。エイズを発症させるウイルスです」

突然の「エイズ」の告知。キョトンとした表情で「それ冗談だよな？」と言うロン。

驚きと当惑を隠せません。そのうち、怒りが生まれてきました。

エイズは同性愛者がなるものだと思っていたロンは、

「うるせえ、ナメたことを言いやがって！　この俺がホモだと？

ホモのロック・ハドソンだってのか？　俺がホモ野郎だって言うのか！

まったくふざけやがって！　俺はホモじゃねえ！」

と語気を強め、大声を張り上げ、喧嘩口調で医者に詰め寄りました。

医師は、検査データを使って説明するのですが、

「違う！　それは、そっちのミスだ。誰かの血液と間違えたに決まっている！」

と検査の結果自体を否定する始末。

しかし、医者は続けました。

「あなたの余命は30日です」

言葉を失うロン。しばらく沈黙したあと、

「30日？　ふざけんな。バカバカしい。何が30日だよ。1つ教えておいてやる。この俺を30日で殺せるものなどいねぇ！」

と言い捨て、説明の紙をばらまき、ふてぶてしい態度でロンは診察室をあとにしたのでした。

軽い病気、すぐに治る病気は別として、命に関わる病気、治療が長期にわたる病気、治りにくい疾患やエイズのように社会的な偏見が強い病気などの告知をされると、人は激しい拒否反応を示します。

すぐにはその診断結果を受け入れられず、「検査の間違いだ」「診断ミスだ」と現実を否定し、声を荒らげたり、怒鳴ったり、「怒り」を表明することもよくあります。『ダラス・バイヤーズクラブ』でエイズを告知されたロンの動きは、重病を告知された直後の患者の反応として、非常に典型的なものです。

事実をすぐには受け入れられず、否定してしまう心理を「否認」といいます。

否認とは何か？

「否認」とは、自分にとって不都合で好ましくない現実、不安や恐怖を感じるような事実と直面したときに、それを否定する心理のことです。

たとえば、医者から「がん」を告知された患者さんの多くが、「私ががんになるはずありません」と言います。交通事故にあった人は、「これは現実じゃない、夢か何かに違いない」と考えますし、交際していた彼から別れ話を切り出された女性は、「何

「否認」で見られる反応

病院で重病を告知されたとき……

- その病名が信じられない
- 「そんなバカなことがあるか」と思う
- それは「私ではない」。誰か別の人の検査結果と取り違えたのではないか？
- 間違いだ。診断ミスではないのか？
- 別の病院でもう一度検査してもらい、診断を受けたい
- この医者は信じられない、この病院に通いたくない
- このまま通院（入院）して、治療を受けるのが心配だ

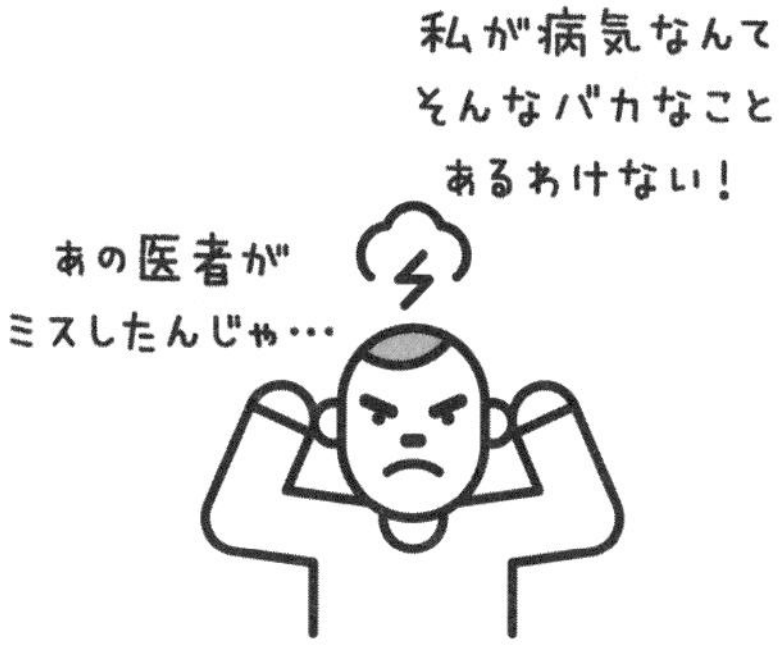
私が病気なんて
そんなバカなこと
あるわけない！
あの医者が
ミスしたんじゃ…

Point
「否認」は誰にでも起こりうる

をバカな。冗談でしょう?」と言います。朝起きたら、子どものように可愛がっていたペットが死んでいたら、飼い主は「動かないけど、寝ているだけでしょう? 寝ているだけだよね?」と言います。

病気に限らず、近親者の死、事故、災害、ペットの死、失恋、仕事上の大きな失敗、多額の金銭的損失など、深刻で受け入れ難い現実に直面したとき、否認が認められます。**否認は、非常に基本的な心の防衛システムであり、すべての人に共通した心の動きです。**

ほとんどの場合、一時的な反応であり、時間とともに、現実を受け入れられるようになります。ただその期間は個人差があり、数日の人もいれば、数週間の人もいますし、数カ月、あるいは1年以上かかる人もいます。

病気の場合、否認が強いと、治療がスタートできません。「自分は病気ではない」と思っているため、病院にも来ないし、薬も飲まないからです(次ページ表参照)。

病気が治るための第一の課題は、「否認を乗り越えること」なのです。

告知後に見られる3つの拒否反応

具体的な「否認」の反応

病名拒否	病名を告知されても認めない ・「私はがんではありません」 ・「こんなに元気なのに、病気のはずがありません」 ・「私は大丈夫です」「なんともありません」(根拠のない大丈夫) ・「まさか自分が」「自分に限って……」 ・「そんなバカな」「何かの間違いだ」 ・「血液を取り違えたに違いない」
通院拒否	継続的な通院をすすめられても従わない ・「それは誤診です。こんな病院には通えません」 ・「病気ではないので、通院する必要はありません」 ・「もっと大きな病院で詳しく調べてもらいます」(セカンドオピニオンを求める) ・「この病院で治療を受けたくありません」
服薬拒否	薬を飲むことをすすめられても拒否する ・「薬はいりません」 ・「薬はなくても大丈夫です」(根拠のない大丈夫) ・「副作用が心配なので、薬は飲みたくありません」 ・「薬は、身体に毒だと聞いています」 ・「薬を使わないで治す方法はありませんか?」 ・「薬はいいので、カウンセリングで治したいです」 薬はもらっていくが、実際には飲まない。自分で調整し減らして飲む

Point

不安が強いと「拒否」したくなる

ブレーキをはずせば病気は治る

人間をはじめ動物は、身体の小さな異変や軽い病気は自分で治すことができます。病気を自分で治す力を「自然治癒力」といいます。

自然治癒力は、生活習慣の乱れ（睡眠不足、運動不足、昼夜逆転の生活、食事の不摂生ほか）、疲労や疲れの蓄積、心理的ストレスなどによって低下します。

病気の原因が、自然治癒力の低下によることもあります。軽症のうちは、休息や生活習慣の改善だけでも治りますが、放置すると病気は悪化、重症化し、自然治癒力だけでは治せない状態、つまり、薬や手術など医療の力を借りないと治らないレベルになってしまいます。しかし、自然治癒力が下がった状態で薬を飲んでも、手術を受けても、もともとの治す力が弱まっていると病気がなかなか治りません。

病気を治すには、自然治癒力を高めることが不可欠です。病気によって引き起こされる不安や恐怖などの心理的なストレスを取り除くことが、本書でお伝えしたい病気を治すための基本的なあり方です。

病気になった患者さんの抱える心理的ストレスの大部分が、「否認」によって起きています。「否認」による心理的ストレスが自然治癒力を下げる最大の原因であり、自然治癒力の「ブレーキ」となるのです。

病気を否認し続ける限り、病気は治りません。

当事者である本人が「自分は病気ではない」という認識ですから、生活習慣を変えることもないし、治そうという行為も積極的にはなれない。治らないのは当然です。

逆を言えば、自然治癒力のブレーキであり、治療のブレーキでもある「否認」さえ解除できれば、一気に病気はよくなるのです。

まずは「ちょっと待ってみる」

不安に直面したら、「闘う」か「逃げる」しかない

病気を受け入れれば病気は治る。でも、ほとんどの人は受け入れられず、必死に否認してしまいます。

その理由は、ひと言でいうと「不安」です。

「あなたはうつ病です」「あなたはがんです」などと突然、告知されると、大きなショックとともに「この病気は治らないのではないか？」「病気のせいで仕事ができなくなるのではないか？」「ひょっとしたら死ぬのではないか？」など、今まで体験したことのないような、強烈な不安と恐怖に襲われます。

人間は、強い不安や恐怖に直面したとき、大脳辺縁系《だいのうへんえんけい》にある「扁桃体《へんとうたい》」という部分

が興奮し、ノルアドレナリンという脳内物質を分泌します。別名「闘争か逃走かの物質」と呼ばれます。

「恐怖」をともなう状況に直面したときに、ノルアドレナリンは瞬時に「闘うか、逃げるか、どっちかにしなさい！」という選択を迫り、正しい選択ができるよう、集中力を一気に高めます。さらに、脳機能をアップ、神経を研ぎ澄ませ、判断します。闘うべきときは闘う。逃げるべきときは、一目散に逃げる。その判断によって命の危険を回避するのです。

重い病気を告知されたり、命の危険がともなうような緊急事態に直面したときは、「闘う」か「逃げる」しかないのです。医者や病院から「逃走」して別の病院に行きたくなるのも、怒りが込み上げてきて、激しい口調で医師に抗議したり、悪口を言ったりと、闘いたくなるのも、そのためです。

ノルアドレナリンと第1章で紹介したストレスホルモンのアドレナリン。

この2つは名前も似ていますが、作用も非常に似通っています。ともに「闘争か逃走かの物質」と呼ばれ、危険に直面したときに分泌されます。ノルアドレナリンは主に脳と神経系に、アドレナリンは脳以外の心臓、筋肉などの各臓器に働きます。

猛獣と出会ったときに、脳に働いて集中力を高め「闘うか逃げるか、さっさと決めろ！」というのがノルアドレナリン、筋肉に作用して筋力をアップさせ、心臓に働き血液を筋肉に送り込み、「全力で闘う」「全力で逃げる」状態にもっていくのがアドレナリンという理解でよいでしょう。

アドレナリンもノルアドレナリンも、不安や恐怖といった感情に関連して分泌されますが、「怒り」や「興奮」といった激しく感情が高まると、アドレナリンはより分泌されるといわれます。

「感情」の暴走が起きる理由とは？

不安や恐怖にとらわれると、人は逃走したくなります。これは生物的な本能です。それに対して、「いや、そんなことはない。私たちには理性がある。過去の知識や経験から判断して、きちんと考えて正しい行動を導き出す。そんな理論的、理性的判断ができるのが人間で、そこが動物との最大の違いだ」と考える人もいるでしょう。

大脳皮質の前頭前野によってコントロールされる理性的判断を行う認知システムを、本書ではわかりやすく「思考制御」と呼びます。

一方で、先ほどの恐怖や不安がともなう緊急事態に直面したときに反射的に発動する感情システムを、「情動反射」と呼びます。情動反射は、人間の脳の中でも最も古い部分といわれる大脳辺縁系にある扁桃体でコントロールされていて、条件反射のように、意識や知性のコントロールなしに行われる原始的なシステムです。扁桃体は、魚類や爬《は》虫類にも見られます。

日常的な活動では、私たちの脳は理性的・論理的思考を行う「思考制御」が主導権を握っています。しかし、命に関わるような緊急事態に直面したときは「この局面では、どうしたらいいだろうか？」とのんびり考えている暇はありません。

緊急事態においては、思考や理性が働く前に、情動反射が心と身体を瞬時に支配するのです。

安全なところまで逃げて、戦闘モードが回避されれば、すぐに前頭前野は「思考制御」のコントロール権を奪い返し、扁桃体は鎮静し「不安」は取り除かれます。

理性、論理的思考を司る「前頭前野」は、暴れ馬の手綱《たづな》のようなもの。不安が強いと、その手綱が外れてしまい、感情・情動の中枢「扁桃体」は暴れ馬となって暴走するのです。

多くの患者さんは、「この医者は信頼できないので、別な病院で診てもらおう」「この医者の診断は間違っている」という考えを〝自分の考え〟と思うでしょうが、実はそれは「扁桃体」という「古い脳」に支配され、感情が暴走している状態なのです。感情暴走に従って、感情のままに行動すると、「何であのとき、もっと冷静に行動しなかったのだろう」と後から後悔することになります。

これは病気の診療に限らず、不安や恐怖にかられたときに共通して起きる、すべての人間に共通する反応です。そこを理解していただけると、「避けたい」「逃げたい」と思った時に、「ちょっと待てよ」という考え方もできるようになるでしょう。

思考制御と情動反射

前頭前野	扁桃体
大脳新皮質 （新しい脳）	大脳辺縁系 （古い脳）
思考制御 （理性のコントロール）	情動反射
意識の中枢	感情・情動の中枢
思考、理性を司る	不安、恐怖を生み出す
じっくり考えて、吟味する	一瞬で危険を察知する

Point

前頭前野が扁桃体をコントロールする

「信頼関係」をつくることから治療がはじまる

安心に必要な3つのこと

「不安を取り除く」ことは、否認を乗り越え「安心」に至るための近道です。そのために必要なのは、「信頼」「時間」「情報」の3つです。

それぞれ、お話ししていきましょう。

不安を取り除くために、まず必要なのが「信頼」です。

「信頼できる医者と出会えない」という話をよく聞きます。

これは、私からすると、当然のことです。決して、医者が悪いわけでも、患者さんが悪いわけでもありません。

初対面で人となりのわからない医者から、「あなたはうつ病です」「あなたはがんです」「あなたは難治性疾患です」といきなり言われるのですから、誰だって、すぐには受け入れられないでしょう。ただただ告げられたことが恐ろしく、不安になり、立ち去りたくなる、もしくは、別の病院に行きたくなるはずです。これは、普通の心理反応です。

しかし、別の病院に行っても、出てくるのは、初対面の、まだ信頼関係ができていない医者ですから、同じことを繰り返すだけです。治療もはじめられないので、病気は悪くなる一方。最初は軽症だった病気も時間とともに悪化し、治りにくくなってしまいます。

重要なのは、「別の病院に行く」のではなく、「信頼関係を構築する」ことなのです。

10年以上通い続ける、あなたの「かかりつけ医」から、「がんかもしれません」と言われたらどうでしょう？

「俺は絶対にがんじゃない！」と思うでしょうか？

それとも、「この先生が言うのなら、そうかもしれない」と思うでしょうか？

おそらく、後者でしょう。

十分な「信頼関係」があれば、「否認」は起こりません。信頼関係をしっかりと構築できれば、否認から脱することができる、というわけです。

医者と患者は治療同盟

「医者と患者さんの間で、信頼関係を構築しましょう！」

こう言うと、「それは医者の仕事でしょう」と言う人がいます。

残念ながらそう考えている限り、病気は治りません。

医者と患者間の信頼関係は、それぞれが共同で構築していかなくてはならないものだからです。医者がどんなに頑張っても、患者さんの心が閉じていれば、信頼関係を築くことは無理です。

医者に努力が重要なのは言うまでもありませんが、患者さんも「治療に協力する」「一緒に治していく」という姿勢は絶対に必要です。

医者が薬を出しても、患者さんが「飲みたくない」と思っていると、薬の効果は出ません。会社から言われて、イヤイヤ病院に通っていたり「病気は医者が治すもの」と、まるで他人ごとのように思っていたりするようでは、治るはずがないのです。

病気を治すのは、医者と患者さんの共同作業です。「病気を治す」という共通の目標に向かって、協力して歩んでいく。この「治療同盟」を築くために必要な医者と患者さんの接着剤が「信頼関係」です。

では、どうすれば、信頼関係は深まるのか。

次の項目でお話ししましょう。

「時間」をかけるからできることがある

「信頼」を構築するのに欠かせない「時間」

病気を治すのは、医者と患者さんの共同作業であり、治療同盟が築けなければ、病気は治りません。

しかし、医者と患者だからといって、治療同盟がすぐに構築できるものではありません。

必要なのは「時間」です。言い換えれば、何回も会うということです。

初対面の人間に「自分の命を預けよう」と思えますか？　医者に限らず、命を預けられるまで信頼できる人に、一生に何人も出会えるものではありません。

はじめて会った異性に対して、「この人は運命の人だ！　今すぐプロポーズしよう」

と思うことがそうそうないように、はじめて病院に行って「この先生は素晴らしい！この先生の言うことはすべて実行しよう。この先生についていこう！」と思うことも、そうそうありません。会う回数が増えるほど、信頼関係は深まっていきます。

ある程度の信頼関係を構築するには、最低「3回」会うことが必要です。

ビジネスでも、恋愛でも、人間関係は、最低でも3回は会わないと、深まりません。3回の通院で、ようやく医者に「本音」を話せるようになり、5回、10回と継続して通院することで、信頼関係が深まり、本格的な治療へとつながっていきます。

3回通うと、医者との間にある程度の信頼関係を構築できたことが、自分でもわかるはずです。

「信頼」を深めるために3回以上通院する

たった1回の受診で、「医者との相性がよくない」「対応が無愛想」といった理由で、通院をやめてしまう患者さんがたくさんいます。

別の病院を受診しても、やはりそちらも1、2回で中断してしまう人が少なくありません。

ある機関が、うつ病の外来患者519名に対して調査をしたところ、通院を中断した人の割合は51パーセント、1回しか受診しなかった人の割合が12パーセントありました。つまり、10人に1人は1回しか病院に来ず、2人に1人は、数回の通院で病院に来なくなるということです。そのような状況で、「病気を治せ！」と言われても、無理なのはおわかりいただけるでしょう。

このように「もっとよい医者はいないのか」「もっとよい病院はないのか」と、医者や病院を次々変えることを「ドクターショッピング」といいます。

私は、ドクターショッピングは、「否認」による「逃走反応」と考えます。はじめて病院を受診する患者さんは、非常に不安です。いろいろと心配も多い。そのため扁桃体が興奮して、「情動反射」が優位になっています。結果として、「この場から逃げ去りたい」という衝動が、無意識に起こっているのです。

我慢して3回ほど通院すると、衝動は落ち着きはじめます。医者の人柄も見えてきて、気心も知れてくるため、「不安」が減り、「安心」が増えてくるからです。

そうすると「思考制御」が優位になります。3回目の通院時には、初診のときと比べて、はるかに冷静な判断ができるようになっています。

「否認」から「受容」に至るには、「時間」が必要ということは、逆を言えば、**時間さえ経てば、ほとんどの人は否認を乗り越えて受容に至るのです。**

「待つ」だけで安心が生まれる

否認とは、「嵐」のようなものです。そのさなかにいるときは、いつ通りすぎるのかと猛烈に不安になります。しかし、嵐ですから時間が経てば必ず通りすぎます。

否認を乗り越えるために重要なのは、焦らないで「待つ」ことです。

でも、ほとんどの患者さんが待てません。不安や恐怖の状態にいると、「情動反射」が優位になり、「闘う」か「逃げる」か、強烈に急き立てられるからです。

そんなときほど、あえて「待つ」ことを意識してみましょう。

「少し待ってみよう」と声に出して言ってみるだけで、情動反射の暴走に歯止めをかけることができます。言語情報は、扁桃体の興奮を抑制するからです。

否認の状態にある患者さんは、「今すぐ」何かをしたい気持ちに急き立てられます。病気を告知されただけで「家族に迷惑をかけたくない」と離婚したり、「会社にいられない」と退職届けを出したりする患者さんが本当にいます。

「待てない」状況でとった行動は、たいてい裏目に出て、後から「なんでそんな早まったことをしたんだろう」と後悔したり、落ち込んだり、自己嫌悪に陥る原因になります。だからこそ、できる範囲でいいので「待つ」ようにする、「待つ」ことを意識するのです。「待ってみよう」と言葉に出すことが「安心」、そして「治癒」への道筋です。

医者はよく「様子を見ましょう」という言葉を使います。否認の状態にある患者さんは、こう言われるとガッカリします。「様子を見る」という言葉に、「何もしてもらえない」「このまま放っておいて大丈夫なのだろうか？」と不安な思いを抱くのです。見捨てられたように思う人もいます。

しかし、この「様子を見ましょう」は、医者が「待つ」選択をしたということです。これは非常にポジティブな意味を持ちます。

2週間様子を見て問題がなければ、薬を使わなくても治る可能性が高い。そういうときに私はよく「様子を見ましょう」と言います。

2週間経ってよくなっていれば、「薬を使わずに治ってよかったですね」となり、よくなっていなければ、薬による治療をスタートすればいいのです。

「様子を見ましょう」は「重症ではありません。薬を使わなくても自然に治ると予想されますので、経過を観察します」という意味です。決してガッカリするような言葉ではないのです。

言語化で不安を消す6つの方法

扁桃体の興奮を鎮めれば「不安」はなくなります。

ではどうすれば、扁桃体の興奮は抑制されるのでしょうか？　最近の脳科学研究が大きなヒントを与えてくれています。

「言語情報」が入ってくると、扁桃体の興奮が抑制され、ネガティブな感情は鎮まり、気分も改善され、決断能力が高まることがわかっています。

言語情報を脳に取り入れるには、「話す」「聞く」「読む」「書く」などの方法があります。

病気のことで不安になったときは、その病気の情報を得ることで、不安を抑え込み、冷静に考えることができるようになります。

看護師さんに「大丈夫ですよ」「心配ないですよ」と話しかけられるだけで、とても安心することってありますよね。

心理カウンセリングにおいて、「言語化」はとても重要とされます。「言語化」とは心の中、自分の感情を言葉にしていく作業です。心の中を言葉にするだけで、不安は取り除かれます。

自分でできる言語化の方法としては、以下の6つの方法があります。

1 言う　ポジティブな言葉を発する

「大丈夫！」「うまくいく」「効果がある」「この薬は効く」「それでいい」。独り言でよいので、ポジティブな言葉を声に出して言ってみましょう。1人で黙って「我慢する」のが、いちばんよくないのです。

2 話す　友人や家族に、自分の心配や不安を話す

話すことは「ガス抜き」になります。話すだけで絶大なストレス発散効果があります。逆に、「話せない」「話す人がいない」のは、ストレスや不安を増やす原因になります。

3 相談する　医師や専門家に、病気について相談する

「相談しても何も解決しない」という人がいますが、現実は何も変わらなくても、相談するだけで扁桃体は抑制され、不安は減少し、安心が得られます。漠然とした悩み、不安が、言葉に置き換えられるからです。

4 質問する　主治医にわからないことを質問する

質問することで、心の中にある漠然とした不安や心配が、言語情報に置き換わります。医師に言葉で説明されることで、原因、理由、対処法がわかります。すると扁桃体は鎮静し、不安は取り除かれます。

5 書く　悩み、不安を紙やノートに書き出す

アウトプットは、ものすごく効果があります。自分の思っていること、考えていること、感情をノートに書いて吐き出すだけで、とてもスッキリとした気持ちになり、不安も軽減します。

毎日の出来事、自分の考え、思いを文字として書き出すことは、言語化の最高の訓練になります。長文の日記が書けない人は、「3行ポジティブ日記」からはじめてみるとよいでしょう。「3行ポジティブ日記」とは、寝る前15分以内、できれば歯磨きや、洗顔を終わらせた寝る直前に、「今日あった楽しい出来事」を3つ書く、というワークです。

それぞれ1行ずつ、合計3行でいいのです。3分ほどで書き終わるので、時間的負担もさほどありません。書き出した3つの中からいちばん楽しかった出来事をイメージしながら布団に入り、「楽しい気分」のまま眠りにつきましょう。

「3行ポジティブ日記」を書くと、ポジティブ思考が強化されます。1週間から10日ほど行うだけで、その効果が自覚できます。

言葉は、私たちに安心を与えてくれます。

ポジティブな言葉によって扁桃体は鎮静され、不安は取り除かれます。

普段から「話す」「書く」というアウトプットを習慣にしておくことで、ストレスやネガティブな感情をため込まずに、心身ともに健康に生きられるのです。

「情報を集める」と不安は消える

不安の9割以上は実際には起こらない

病名を告知されると、様々な不安が頭をよぎります。しかしながら、その不安のほとんどは「予期不安」です。

予期不安とは、「会社に復帰できなくなったらどうしよう?」「後遺症が残ったらどうしよう?」「薬で重い副作用が出たらどうしよう?」といった、将来に対する過剰な不安で、その9割以上は実際には起こらない、現実にならないのです。

実際に起こらないことに対して、あれこれ考え、不安な気持ちになり、落ち込んでしまう。完全に取り越し苦労です。

実際に起こってから悩むようにするだけで、人間の不安の9割はなくなるのです。

ではなぜ、人は「予期不安」に悩まされるのでしょう。その原因は、「情報不足」です。

「この薬、吐き気の副作用が出やすいって聞いたけど、そうなったらどうしよう？」という不安。

しかし、「副作用として吐き気が出る確率は10パーセント、激しい吐き気はその中で3人に1人。それに出たとしても命に別状はない」というデータが添えられていたらどうでしょう。つらい症状は30人に1人も出ないとわかれば「それほど多くないし、万が一なっても大丈夫だな」と思えるのではないでしょうか。

このように答えや詳しい情報に知識、数字やデータなどが得られるだけで、不安を減らすことができます。

上手に情報を得るための4つの方法

では、誰からどんな情報を得ることで、安心を獲得することができるのでしょうか？

1　主治医に質問する

病気についての対処法や今後の治療の方向性、家での療養の仕方を知りたい場合、主治医に聞くのがいちばんです。

医者の前では緊張して、頭が真っ白になってしまう、何を質問したかったか忘れてしまうという話をよく聞きます。

質問をする、あるいは何かを伝えたい場合は、事前にメモ用紙に内容を箇条書きにしておきましょう。そして、そのメモ用紙を持って診察室に入ってください。メモを見ながら質問すれば、何を質問するのか忘れた。あるいは、うまく質問できなかったということを避けられます。

言葉で伝えるのが苦手な人は、そのメモ用紙を医者に手渡すのでもいいでしょう。

わからないことがあるのに質問しないのは、自分で自分の「不安」を増殖させているということです。「忙しそうなので質問しづらい」という意見も聞きますが、3分診療であっても、質問の1つくらいは答える時間はあります。自分の病気を治すためですから勇気を出して質問してほしいものです。

医者に積極的に質問する患者さんは、何も質問しない患者さんよりも、「治療意欲が高い」ので、私は好感を抱きます。

2 主治医に質問できない場合の対処法

「主治医に質問できません」「質問する雰囲気ではありません」といった相談メールも非常に多くいただきます。

患者さんが質問すると、それだけで気分を害したり、嫌そうに質問に答えたりする、そんな「質問するな」オーラを出している医者が多いというのは残念です。

いつ治るのか？　薬の効果は？　副作用はないのか？　などの疑問は、できれば主治医本人に説明してほしいところですが、もし無理であれば、看護師に聞いてみましょう。看護師は医者のそばにいて、診療を毎日見ています。患者さんの「よくある質問」には、ほとんど答えてくれることでしょう。

また、薬に関する質問なら、薬剤師が答えてくれます。

「薬は食後になっていますが、ご飯を食べなかったときはどうしたらいいのですか？」「この薬の吐き気が出る副作用は何パーセントですか？」といった質問に対しても、丁寧に、時にはデータを調べて親切に答えてくれます。

わからないことがあるときは、声をかけるといいでしょう。

3 病気について書かれた本を、1冊、通して読んでみる

「あなたはパニック障害です」と言われたら、パニック障害の本を1冊読んでみましょう。
「あなたは糖尿病です」と言われたら、糖尿病の本を1冊読んでください。

病気について書かれた本には、その病気の原因、治癒までの期間、治療の内容、生活習慣改善の方法、生活上の注意などがひと通り書かれています。患者さんが抱く疑問はほとんど網羅されているので、その病気について必要な情報、知識の全体像が学べます。

では実際、どんな本を選べばよいのでしょうか。まず、できるだけ大きな書店に行ってください。そして、自分の病気について書かれている本が並んでいるコーナーに行ってみましょう。実際、手に取り、何冊かパラパラとめくってみて「いちばんわかりやすいもの」を選びましょう。

病気で具合が悪い患者さんにとって、小さな字でびっしりと書かれた本は、内容がどれほど素晴らしく充実していたとしても、最後まで読むことができません。

イラストや図が多い、字が大きく見やすい、説明が平易な文章で書かれているなど、「わかりやすさ」で選ぶのがよいでしょう。

ネットで注文すると、本の内容をチェックできないので、思った以上に難しい本が届き、結局読まないまま終わったりしますので、書店に足を運ぶことをおすすめします。

4 ネットの医療情報は安易に信用しない

病気について知りたいとき、多くの人がインターネットで検索するのではないでしょうか。

しかし、インターネットの情報を利用する場合は、十分な注意が必要です。

米国の医師グループの調査によると、「ウィキペディア（世界最大のインターネット百科事典）」で主要な疾患の記述を調べたところ、90パーセントのページに誤りが認められたそうです。ウィキペディアは、家庭用医学書の代用にはならないのです。

日本医科大学らの研究（2019年）によると、「がん治療」について紹介する約250のインターネットサイトを調べたところ、医学会の診療ガイドライン（指針）を根拠にしたものは1割程度。自由診療など科学的根拠（エビデンス）がはっきりしないものが4割にも上っています。

誰が記事を書いているのか、はっきりしないサイト（記事）と比べて、医学会や厚生労働省のサイトなどは、信頼性が高いと考えられます。

どの団体が、あるいは誰が情報を出しているのかは、きちんと確認してから、情報を仕入れるべきです。

インターネット上の医療情報は玉石混交で、役に立つ情報もある反面、完全な間違いも多く、そのまま信じると病気や健康を悪化させる情報も見られます。

ネットの情報は安易に信用しないことです。

「否認」の状態にあると、「不安」が引き起こされます。

さらに、わからないことがあると、不安はどんどん大きくなります。

必要な情報は自分から得るようにして、不安を減らしていきましょう。

「否認」は病気の過程において、「孤独」「怒り」といった心理状態として表れます。

次の章では、「孤独」と「怒り」について、具体的な内容と対処法について説明していきます。

第2章のまとめ

「信頼」をつくるために3回以上通院する。病院を変えるのは、それからでも遅くはない。

焦らない。ただ「待つ」だけで、「不安」が安心に変わる。

不安になったら情報を集める。正しい情報で不安は消える。

ポジティブな「言葉」を言ってみる。それだけで扁桃体は鎮静し、「不安」は消える。

わからないことは、主治医に質問する。主治医の説明が、あなたの不安を取り除く。

診察の前に、主治医への質問を「メモ」に書いておく。メモを見ながらだと、圧倒的に質問しやすい。

自分の病気について書かれた本を1冊読んでみる。たいていのことは、本に書いてある。

第3章

EMOTION

「悪口」が病気を悪くする

CONTROL

「助けを求める人」は病気が治る

支援が必要な人ほど、支援を断る理由とは？

告知された病気やケガを受け入れられず、不安になる「否認」。それと関連して「孤独」と「怒り」という心理状態が観察されます。

以前、私が担当した患者さんのお話です。

70代のKさん（女性）は、ご主人が亡くなってから10年近く1人暮らしをしています。ここ最近、認知症が進み、物忘れが悪化。自分で買い物に行き、調理することはかろうじてできるものの、鍋を火にかけっぱなしにして焦がしてしまうなど、生活に支障が出はじめました。

周りの人に病院に行ったほうがよいのではと言われたのですが、治療を嫌がり、「病院には行かない」とかたくなに拒否します。

「ヘルパーさんを入れて身の回りの世話をしてもらいましょう」と説得しても、「ボケてもいないのに、どうして人の世話になる必要があるのか？　知らない人が家に来るのは絶対に嫌です。助けはいりません！」と、聞く耳をいっさい持ってもらえませんでした。

Kさんのように支援が必要である人に支援を申し出ても、「それは助かります。すぐに来てください」などと受け入れられることはめずらしく、支援が必要な人ほど、かたくなに断られることが、医療の現場ではよくあります。そして、支援を受けないまま孤立してしまい、病気が悪化し、どうしようもない状態になってようやく病院にやってきます。

本当は困っているのに、周りの人に相談しようとせず、生活の援助や病院受診をすすめられても断ってしまうのです。なぜ、そこまでかたくなに断るのでしょうか。

そこには、「孤独」の心理が存在します。

「1人にしてほしい」人は、助けを求めている！

あなたが長年付き合った彼氏（彼女）から、こっぴどくフラれたとします。その夜、親友から電話がかかってきて「落ち込んでいないで、カラオケでも行って気分転換しようよ」と誘われました。

親友の気持ちはうれしい。でも、

「今は1人でいたい。放っておいてほしい」と思ってしまう。

これが、「孤独」の心理です。

人は極度のショックを受けたり、激しく落ち込んだ状態に陥ると、人と会ったり、話したりする余裕がなくなってしまいます。心を閉ざし、心に壁を築いて、その安全な場所で1人になり、ひっそりと心を休めたい心境になるのです。

「なぜ自分だけ、こんな目にあうのだろう？」という思い。

「こんなにつらい気持ちは、他の人に理解できるはずがない」という孤立感。

強いショックや精神的苦痛を受けると、人は心を閉ざしてしまうものです。

そんな心を閉ざした状態が「孤独」です。

「孤独」で見られる反応

病院の受診、介護や支援をすすめられると……

* 1人にしてほしい
* 「まだ大丈夫」と思う
* できれば私に構わないで、放っておいてほしい
* 人に相談して解決するような問題ではない
* 必要なことは自分1人でできる
* 病院に行かなくても、なんとかなる
* そもそも自分は病気じゃない
* 自分の今の状態を、人に知られたくない
* 他人に迷惑をかけたくない
* 家族や会社に迷惑をかけたくない
* 自分のことを心から心配してくれる人が誰もいない
* 本当は「助けてほしい」気持ちが少しある

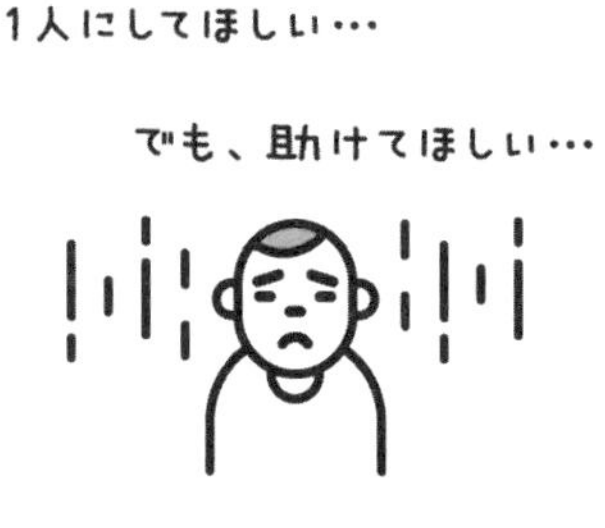

Point 助けが必要な人ほど
「1人にしてほしい」と言う

受診前の「3つの拒否反応」に注意する

病気のはじまり（病院受診前）や通院を開始しても告知を受けた後の患者さんには、程度の差こそあれ、「孤独」の心理が働きます。

「孤独」の状態にあると、医者からの相談、支援、医療の申し出を執拗に拒否し、断ろうとします。

病院受診前に見られる「拒否反応」の具体的な内容は、次ページのとおりです。

こうした言動の根幹には、「孤独」の心理があり、「否認のステージ」にあるということです。つまり、心の底では「自分が病気である」と認めたくないのです。したがって、「否認」を解くことが、拒否反応を緩和する対処法となります。

しかし、痛みや苦しい症状が出ていて、素人目にも普通ではない状態なのに、「病院には行きません！」と拒否するなんて不思議に思うかもしれません。なぜ患者さんは、それほど強硬に拒むのでしょうか？

多くの患者さんは、受診する前から、実は病気だと薄々気づいています。気づいているからこそ、「自分が病気である」という事実から逃げようとします。「受診拒否」もまた、扁桃体の興奮からの恐怖・不安による「逃避反応」なのです。

病院受診前に見られる3つの拒否反応

相談拒否	・「大丈夫です。相談の必要はありません」（根拠のない大丈夫） ・「相談して解決する問題ではありません」 ・「もう、放っておいてください！」
支援拒否	・「自分1人でできます」 ・「何も困っていません」 ・「助けはいりません」 ・「余計なお世話です」 ・「ヘルパーさんに、入ってほしくありません」 ・「プライバシーの侵害です」 ・「もう、来ないでください」
受診拒否	・「病気じゃないので、病院に行く必要はありません」 ・「どこも悪いところはありません」 ・「まだ大丈夫ですから」（根拠のない大丈夫） ・「どこも悪いところはないのに、どうして病院に行く必要があるのですか！」（逆ギレ）

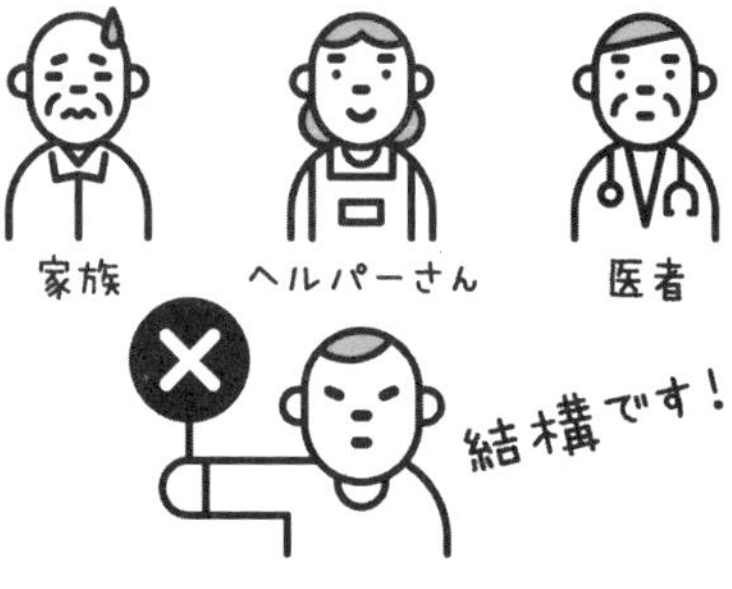

Point

「大丈夫」は大丈夫ではない証拠

「孤独」は「喫煙」と同じほど健康に悪い

「孤独」が健康によくないことを示す科学データはたくさんあります。

シカゴ大学の心理学者ジョン・カシオポは、その著書『孤独の科学』で次のように述べています。

孤独がもたらす影響は深刻で、慢性的な孤独感は人を不安定にさせ、他者に対する被害感を抱かせ、自虐的・自滅的な思考や行動に陥らせる。

さらに孤独は、身体にも大きな影響を与える。

孤独な人は脳血管や循環器の疾患、がん、呼吸器や胃腸の疾患などで死ぬリスクが高まる。

つまり、「孤独」には、**高血圧や肥満、運動不足、喫煙などに匹敵する悪影響があると結論づけているのです。**

また、乳がん患者とヘルペスウイルスの反応を調べた米オハイオ大学の研究は、孤独感は人の免疫力低下と関係があり、孤独感が身体の不調を招く原因になることを明らかにしています。

米ブリガムヤング大学の研究によると、「社会的なつながりを持つ人は、持たない人に比べて、早期死亡リスクが50パーセント低下する」とのこと。これを他の生活習慣の死亡リスクと比較すると、「孤独」は、「喫煙（1日15本）」に匹敵。「運動不足」や「肥満」の3倍も健康に悪いと言えます。また、メンタル疾患においては、うつ病のリスクを2・7倍、アルツハイマー病のリスクを2・1倍に増やします。

「孤独」は免疫力を下げ、多くの身体疾患、メンタル疾患の原因になるのです。

病気の経過中に孤独に陥ると、病気を悪化させ、病気が治らない原因にもなります。

「孤独」に対しては、適切に、そして、速やかに対応することが必要です。

「悪口を言い続ける人」は病気が治らない

「怒り」は否認の徴候

はじめて外来を訪れたSさんは、トゲトゲしい態度で診察室に入ってきました。

以前かかった医師に「うつ病」と診断され、抗うつ薬を処方されるも、ひどい吐き気の副作用が出た。そんな副作用があるなんて聞いていない。ろくに話も聞いてくれなかったし、精神科はひどいところだと、前の担当医への不満をものすごい剣幕でまくしたてます。

Sさんの症状は典型的なうつ病だったので、「うつ病と考えられます」と私が伝えると、「仕事が忙しかっただけで、うつ病なんかじゃありません!」「診断拒否」と語気を強めます。

「薬を飲めばすぐによくなると思います」と言うと、「どうせまた、副作用の強い薬を出すんでしょう」と悪意たっぷりに言います。「薬なんか飲みません。病気じゃないんで。カウンセリングだけで治してください！」〔投薬拒否〕

薬を強く拒否するため、カウンセリングだけで治療していくことに。Sさんも同意して、次の診察の予約を入れました。

しかし、Sさんが来院することはありませんでした。

Sさんは「怒り」の感情にあふれていました。前の担当医に対する悪口をまくしたて、病気を治すより、その怒りをどこかにぶつけたくて、私のもとを訪れたように思えます。

うつ病であることをまったく受け入れられない状態でした。

つまり、「否認」の状態にありました。

彼の怒りは、「精神科医への怒り」として表現されていますが、それは自分が絶対になりたくないうつ病になってしまったことへの強烈な不安の表れと考えられます。

「自分を責める」のか「他人を責める」のか？

「あなたはうつ病です」と言われても、納得できない。でも、医者が言ううつ病の症状に、ピッタリと当てはまるから、やっぱり、うつ病なのかもしれない——。

悲嘆する気持ちとは裏腹に、イライラしたり、ムシャクシャしたり、腹の虫が収まらない。やり場のない、どこに向けていいかもわからない怒りが込み上げてくる。

「怒り」の状態にあると、単に「怒る」「怒鳴る」という反応以外にも、様々な行動によって、込み上げる怒りのエネルギーを発散させようとします。

「怒り」は「他責（他人を責める）」と「自責（自分を責める）」の大きく2つに分けられます。

まず怒りの矛先は、「他者」、病気の原因となった場所や人、多くの場合は過酷な環境で仕事をさせてきた「会社」や、その「職場の上司」に向かいます。

「毎日終電近くまで残業していれば、うつ病になるのは当たり前。こんな最低の労働条件の会社が他にあるか！　会社のバカヤロー！　ぜんぶ会社のせいだ！」

「課長も、何かと俺に面倒な仕事を押しつけてきた。こんな病気になったのは、やっかいな仕事ばかり、俺にやらせてきた課長のせいだ！」

「怒り」で見られる反応

深刻な病名を告知されたあとに……

- 「なぜ、自分だけがこんなことになったのか?」と腹が立つ
- 特に理由もないのにムシャクシャする。イライラする。じっとしていられない
- 「バカヤロー!」「うるさい!」と怒鳴りたくなる。あるいは、怒鳴ってしまった
- 物を投げる、蹴飛ばすなど、物にあたりたくなる。実際に物にあたったり、壊したりしてしまった
- ついつい人に反発、反抗的な態度をとってしまう
- 「こんな状態になったのは会社のせい、家族のせい」だと思う
- 「こんな状態になったのは、自分のせいだ」と思う
- 「○○さえしていなければ」「あのとき○○していれば」こんなことにならなかったと、過去の行動を何度も後悔している
- つい、人や会社、病院の悪口を言ってしまう。そうした悪口をネットに書き込んでしまった
- もうどうでもいい。どうなってもいい
- いっそのこと、人を巻き込んでやろうか、人を困らせてやろうかと思う

Point

「怒り」は病気の症状。
早く発散したほうがいい

このように救いの手を差しのべてくれなかった家族や会社、適切な対応をしてくれなかった医者や病院も、格好の怒りのはけ口となります。

「半年前に健康診断を受けたときは正常だったじゃないか。そのときからがんはあったはず。医者の診断ミスだ！　もっと早い段階で発見できたはずなのに、見落とした医者のせいで、こんなに進行したんだ！　訴えてやる！　でないと気が済まない！」

「○○のせい」と怒りを他人にぶつけているこの状態は、「怒り」のステージの「他責」です。

「他責」の状態で最もわかりやすい徴候が「悪口」です。

患者さんは、とにかく悪口を言います。

「態度が偉そう」「カルテのほうばかり向いている」「目つきが怖い」「やさしい言葉の1つもかけてくれない」「説明がわかりづらい」と医者に対する悪口。「待ち時間が長いし、薬もなかなか出てこない」と病院の悪口。「笑顔がない」「あいさつもない」「受け答えがぶっきらぼう」と看護師や受付の女性に対する悪口などもあります。

「病気になった原因は会社のせい。社員のことをこれっぽっちも考えていない最悪の会社。ブラック企業もいいところ。何の配慮もない上司が悪い」などと、会社に対しても悪口が止まらない人もいます。

病気の治らない患者さんの特徴を1つ言えと言われたら、私は「悪口が多い」を挙げます。本人は悪口を言うことでストレス発散ができていると思っているかもしれませんが、これは完全に間違いです。

悪口は病気を悪化させるし、そもそも病気の原因にもなるのです。

先ほどもお話ししたとおり、患者と医者の「信頼関係」なしで、病気を治すことは困難です。悪口を言い続ける限り、信頼関係は築けません。むしろ、悪口で人間関係は悪化します。「前のひどい医者の悪口だから関係ない」と思うかもしれませんが、悪口の多い人は、「人の悪いところ探し」が得意です。悪口を言えば言うほど、「ネガティブ探しの達人」になるのです。

別の病院を受診しても、そこで医師や病院の悪いところ探しをして「この医者はよくない」「この病院はダメだ」と同じ結論に至りますし、病院を変えるほど「あそこの医者もダメ」「あの病院もひどい」と悪口が増えていきます。

結局、どことも信頼関係を築けず、治るチャンスを失ってしまうのです。

「悪口が多い人」は認知症になる危険性が3倍

悪口を言うほど病気になる

フィンランドの脳神経学者トルパネン博士とその研究チームは、平均年齢71歳の1449人にある調査を行いました。

普段どれくらいゴシップを流したり、人を批判したり、意地悪な態度をとっているかの質問をしたのです。その結果、悪口や批判が多い人は、そうでない人に比べて、認知症になる危険性が3倍も高いことがわかったのです。

また、悪口を言うと、ストレスホルモンであるコルチゾールが分泌されることもわかっています。すでに説明したように、長期にコルチゾールの高値が続くと、身体の免疫力が低下し、様々な病気の原因となります。コルチゾールはストレスがかかったときに出るホルモンです。

悪口を言えば言うほど、ストレスホルモンは増加します。つまり、悪口を言うことで、自らのストレスを増やし、病気を悪化させているのです。

古い脳は主語を理解できない

なぜ、他人の悪口を言うことが、ストレスになるのでしょうか？

それは、「古い脳」は「主語」を理解できないからです。

記憶や感情をコントロールする海馬《かいば》、扁桃体、視床下部《ししょうかぶ》などの大脳辺縁系は、「古い脳」といわれます。魚類や両生類などの下等動物の脳は、大脳辺縁系が脳のほとんどです。

この「古い脳」は、主語が理解できないので、新しい脳から送られてくる情報を主語抜きで理解します。

たとえば、あなたが道を歩いているとき、後ろから大声で「バカヤロー！」と言われたら、ドキッとするでしょう。

実際は、あなたの後ろで2人の男性が喧嘩をしていただけで、「バカヤロー！」は、あなたに向けられた言葉ではありませんでした。

しかし、扁桃体は瞬時に興奮し、あなたは不安と恐怖を感じ、「ドキッ」とした。

つまり、扁桃体は主語を理解しないのです。

扁桃体は主語を理解しないということは、自分で「バカヤロー！」と言っても、他人から「バカヤロー！」と言われても、脳の中では同じストレス反応が起きてしまうということです。

10回悪口を言うと、10回悪口を言われたのと同じストレスになるのです。

悪口を言うのが日常になっていると、毎日のように継続的にストレス反応が起きてしまい、コルチゾールが分泌され、身体とメンタルに悪影響を及ぼします。ある研究によると、悪口の多い人は、そうでない人と比べて、寿命が約5年も短いそうです。

悪口を言うことによって、「病気になる原因」、そして「病気が治らない原因」を自分でつくっているのです。

悪口の相手が「過去の自分」になることもある

悪いのは「自分のせい」

ひと通り他人を責めると、激しい怒りのエネルギーはガス抜きされます。

そうすると、多少、状況を冷静に見られるようになってくるため、過去の責任は、最終的に自分にあることに気づきます。

「会社での長時間労働」がよくなかったなら、会社を休んだり、退職したりすることもできたはずです。

「医者の不適切な対応」があったとしても、診断に不満があれば、別の病院や医者に診てもらうこともできたでしょう。

今の「最悪の状態」は、「過去の自分の行動」によってできたもの。

回避、あるいは軽減できたはずなのにしなかった――。そう思うと、自分を責めずにはいられなくなることでしょう。

「こんなブラック企業で何年も無理して働き続けて、こんな病気になってしまった。さっさとやめれば、病気にならずに済んだのに。なんて、俺はバカなんだろう！」

「課長からこのプロジェクトを任されたとき、自分には無理だと薄々気づいていた。あのとき断っていれば、こんなことにはならなかったのに。なぜ、断らなかったのか？」

「3カ月前から調子が悪かったのに、どうして病院に行かなかったのだろう。さっさと病院にかかっていれば、こんなにひどい状態まで進行しなかったのに」

今度は自分の悪いところばかりを探しはじめるのです。

「どうしてこんなことになったんだろう？」

「すべては自分のせいじゃないか！」

自分の欠点や短所、過去の行動の誤りや判断ミスが思い起こしては、自分を責め、後悔し、ふがいない現在の自分をさらに責め続けるのです。

怒りはストレスそのもの。**激しく自分へ怒りを向けることは、自分を痛めつけるのと同じです。**

怒り続けるほど病気は悪化する

「怒り」はアドレナリンが大量に分泌されている状態ですから、闘っているのと同じです。アドレナリンが長期に分泌されると、心臓や血管に大きな負担をかけるため、高血圧、動脈硬化を進め、心筋梗塞や脳卒中などの心血管系疾患になるリスクを大幅に高めます。

ちなみに、**激しく怒ったあとは、心筋梗塞や心臓発作を起こす危険性が4・7倍に上昇するといいます。**

怒って自律神経が乱れると、そう簡単には元に戻りません。ある研究データによると、一度乱れた自律神経が正常化するには3時間程度を要するという発表もあります。

「怒り」の状態が長引き、アドレナリンが分泌される状態が長期で続くと、コルチゾールが分泌され、病気が悪化するか、それが原因で病気になることもあります。

病気を治すには、「怒り」の状態を早く乗り越えなくてはならないのです。

怒りっぽいと病気のリスクが高まる

怒りを消し去る5つの方法

普段から怒りっぽい人は、病気のリスクを高めるうえに印象も悪いので、怒らないようにすることが重要です。

ここでは誰にでもできて即効性のある「怒りを消し去る方法」を紹介します。

1　20秒深呼吸

最も簡単に怒りを鎮《しず》める方法が「深呼吸」です。

もし頭に血がのぼったら、5秒かけてゆっくり鼻から息を吸い、15秒かけて口から息をすべて吐ききる。これを3回繰り返してください。20秒の深呼吸（腹式呼吸）を

3回繰り返すと、1分になります。

腹式呼吸では、鼻からゆっくり息を吸い込み、そのときにお腹を膨らませます。続いて、口からゆっくり息を吐き出しますが、そのときはお腹をへこませます。お腹と背中がくっつくイメージで行ってください。

重要なのは、吸気の2~3倍以上の時間をかけて、ゆっくりと息を吐くこと。そして、すべて息を吐ききることです。

「深呼吸しても、怒りは収まらない」という人は多いのですが、それは深呼吸の仕方を間違っています。深呼吸とは、5秒で息を深く吸って、5秒をかけて深く吐くことではないのです。吸気と呼気時間が、1対1だと交感神経を優位にするので、むしろ逆効果となります。

15秒以上かけてゆっくり息を吐ききる。そこを意識すると、かなり怒りは収まります。20秒深呼吸を腕時計の秒針を見ながらやると、さらに効果的です。

やってみればわかりますが、15秒は意外と長いです。最後の5秒はかなり苦しいでしょうが、お腹と背中がくっつくのをイメージしながら、すべての息を吐ききってください。

実際に20秒深呼吸を3回行うと、先ほどまでの怒りが、かなり収まっていることに気づきます。

交感神経と副交感神経は「呼吸」と密接に関係しています。交感神経が優位になると呼吸は速くなり、副交感神経が優位では遅くなります。正しい深呼吸を行い、ゆっくりと息を吐くことで、交感神経（怒りの神経）から副交感神経（リラックスの神経）へと確実に切り替わります。

2 ゆっくり話す

怒っている人は、ほとんど早口です。激怒しているのに、ゆっくりとしたペースで話している人を見たことがありません。

人間は興奮すると早口になり、交感神経が優位になり、さらに興奮が進むのです。ですから、カッとしたときは、「ゆっくり話す」ことを意識してください。普段の自分が話すスピードより、「3割減」のスピードで話してください。ただゆっくり話すだけで、不思議なことに、激しい怒りは、ゆっくりとした会話の中に呑み込まれていきます。急速に気分が落ち着いていくのがわかります。

3 「怒り」をすべてノートに書き出す

怒りはネガティブなエネルギーなので、我慢してため込むのもよくありません。それもまたストレスになるからです。

おすすめなのは、悪口を言いたくなったり、誰かを怒鳴りつけたりしたくなったときは、その怒りの内容をすべてノートに書き出すことです。思っていること、ネガティブな感情をすべて書き出すと、ものすごくスッキリとした気持ちになります。「怒り」や「ムシャクシャした感情」も、ほとんど消えてなくなります。

声に出して誰かに言うわけではないので、誰にも迷惑がかかりません。

一方で、あなたの中にため込まれていた負の感情は、すべて吐き出され、相当スッキリした気持ちになります。

ただし、「同じネガティブ出来事」を何度も書き出すと、ネガティブな記憶が強化されます。それを防ぐために「賢者のワーク」をおすすめします。

「怒り」や「ネガティブな感情」をノートに書き出したら、30分以上放置します。時間が少し経ったら、そのノートを、あなたが書いたものではなく、「あなたの友人が書いたもの」と思って読み直してみましょう。そして、賢者になったつもりで、「あなたの友人」へのアドバイスを書き加えてください。

「そんな些細《ささい》なことで怒ってもしょうがない」「そんなこと、明日になれば忘れている」

「よくあることだから気にしてもしょうがない」

「賢者のワーク」をすると、自分の「怒り」の感情を客観的に眺められるようになり、冷静に自分を観察できるのです。

4 「好き」か「嫌い」か、で判断しない

人間は、初対面の人を「好き」か「嫌い」かの二者択一で判断しています。脳の扁桃体が瞬時に判断を下すのです。「好き」と判断した場合はもう一度会いたくなり、「嫌い」なら「会いたくない」または「避けたい」と考えます。

そこで、あなたが人と会ったとき、「好き」と「嫌い」ではなく、「好き」「ふつう」「大嫌い」の3つのうちどれかで判断してください。


「あまり好きじゃないけど、何か迷惑を受けているわけじゃない」「好きなタイプじゃないけど、直接利害関係がないからまあいいか」という人は「ふつう」に分類します。

「二度と会いたくない」「一緒にいるだけで気分が悪くなる」という人だけを「大嫌い」

「好き」「ふつう」「大嫌い」で分けてみる（3分法）

「好き」「嫌い」だけで分けた場合

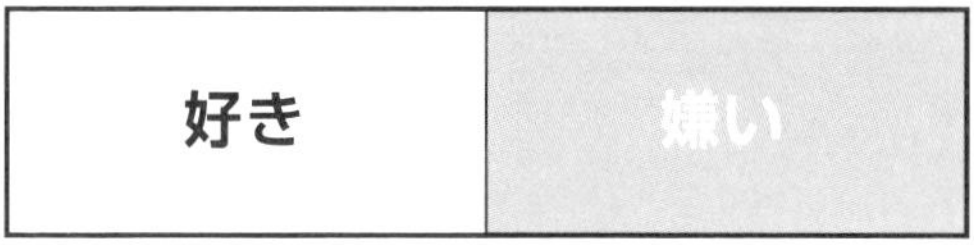

多くの人が
「とりわけ好きじゃないから、
どちらかというと嫌い」
に分類される。

「ふつう」を加えると

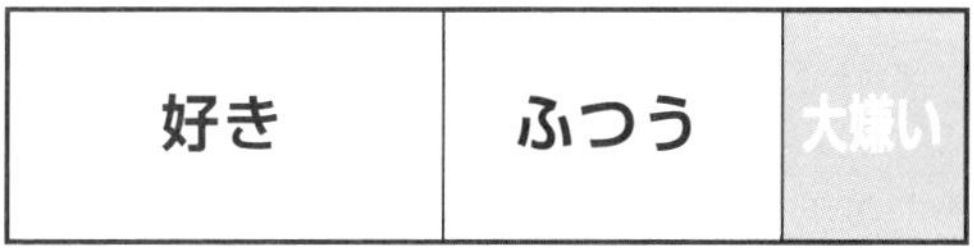

嫌いの大部分は
「ふつう」に分類される。

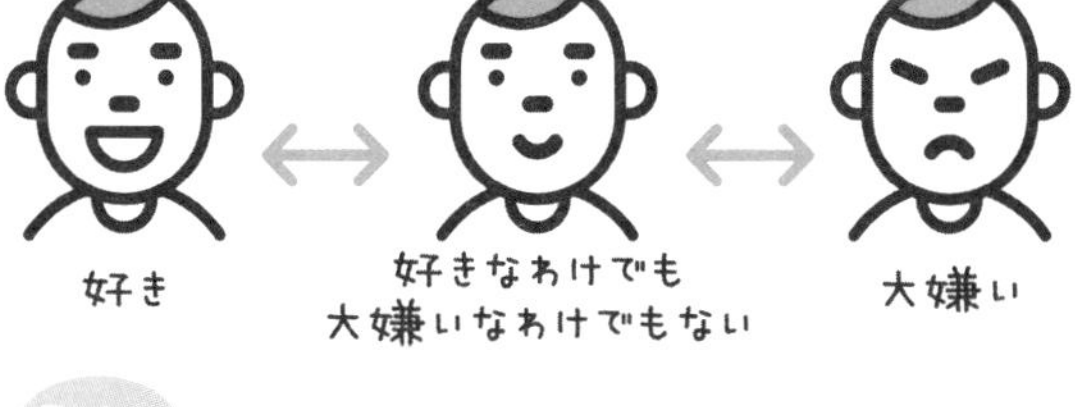

Point

「ふつう」を入れるだけで
嫌いな人は簡単に減らせる

に分類します。

そうすると、今まで「嫌い」と思っていた人は、実は「ふつう」だったことに気づくはずです。「大嫌い」は、10人に1人いるかいないかで、非常に少ないのです。

悪口は嫌いな人に言うものです。つまり、「嫌いな人」を減らすことができれば、悪口を言う相手も減り、悪口を減らすことができます。

人を判断するときに「好き」「ふつう」「大嫌い」の3パターンで判断する（3分法）ようにすれば、「嫌いな人」の割合は、間違いなく減ります。

5 「不安は扁桃体の興奮」と知る

2020年4月、コロナ感染による緊急事態宣言が出される前後、「自粛警察」が話題となりました。「自粛警察」とは、営業、外出などの自粛要請に応じない個人や商店に対して、私的に取り締まりや攻撃を行う行為です。

たとえば、お店に強迫電話をする、嫌がらせの張り紙をする、落書きをする。あるいは、県外ナンバーの車に傷をつけるという事件も起きました。

温厚な日本人が、なぜここまでエスカレートした行動をとってしまったのでしょうか？

不安と扁桃体の仕組みを理解した今、「自粛警察」の行きすぎた行動も、簡単に理解できます。

不安や恐怖で扁桃体が興奮すると、「闘う」モードに入って、他人を攻撃したくなるのです。

当時、まだ新型コロナウイルスの感染力や死亡率などについて、情報が乏しかったことも要因でしょう（情報が少ないと不安は増強されます）。こうした新型コロナに関するストレスで、扁桃体が興奮し、過度の不安状態に陥ってしまったのです。

扁桃体が暴走すると、「思考制御」、つまり理性的なコントロールができなくなります。車を傷つける、落書きするなど、行きすぎた器物損壊の犯罪行為は、常識で考えると「やってはいけない」ことです。しかし、理性が働かなくなると、そこまで行ってしまうのです。

あなたの会社や周りにも、他人を攻撃したり、悪口ばかり言ったりする人がいるかもしれません。そういう人は、どこか「不安」なのです。自分の立場が危うくなる「恐怖」を持っているから発散したくなるのです。つまり、扁桃体が興奮しているせいで、そういう残念な行動を無意識にとってしまうのです。

「不安は扁桃体の興奮」ということを知っているだけで、過剰に他人を責めたり、怒りをぶつけたりしてくる人に対して、冷静に対応することができます。

「ああ、この人、残念な人だな」と思えば、軽くスルーできるでしょう。

「大嫌い」な医者は、意外と少ない

医者を判断するときは「好き」か「嫌い」ではなく、「好き」「ふつう」「大嫌い」の3パターンで判断しましょう。

初対面では不安感から「嫌い」と判断する確率が高まるので、まずは3回通院してください。そして、3回目で自分の主治医を「3分法」で判断してみるのです。

「好き」は、信頼できる医者。安心できる医者。

「ふつう」は、特にメリットはないにしても、著しいデメリットや不快感がない医者、可もなく不可もない医者。

「大嫌い」は、「顔も見たくない」「顔を合わせただけで不快になる」「この医者は、絶対に信用できない」そんな医者です。

たった1回で、二者択一で判断すると「嫌い」が過半数を超えるかもしれませんが、3回通院して3分法で判断すると、「大嫌い」と判断する人は少ないはずです。「大嫌い」ではないのですから、そのまま通院して、そのまま治療を継続しましょう。

「孤独」と「怒り」の3つの処方箋

感情は押し殺さず発散することが大事

「孤独」と「怒り」の感情に振り回されそうになるとき、いったいどうすれば落ち着くことができるのでしょうか。

具体的な対処法を処方箋としてご紹介しましょう。

処方箋1 泣く 感情を吐き出す

東日本大震災の後に、宮城県、岩手県を訪問し、被災者の人たちとの談話会に参加したときのことです。

「被災直後は、いろいろと苦しいことがあって、泣きたい気持ちになったこともあるかと思いますが、実際に泣いたことはありましたか？」と私は質問しました。

談話会の参加者6～7名は口をそろえて言いました。

「泣けなかった……」

「泣きたい気持ちにはなったけど、泣けないよね。みんな必死に頑張っている中で、弱気な姿を見せることはできなかった。特に家族にそんなところを見られたら、余計に不安にするでしょう。避難所にプライベートな場所なんてまったくないから、1人で泣ける場所もないし」

多くの心理学の研究で、**本当に苦しいときは泣くのを我慢するのではなく、感情を表出させ、泣いたほうがいいとされています。**

過去の災害の被災者を対象にした研究では、被災直後に感情を押し殺した人は、感情を表現した人と比べてPTSD（外傷後ストレス障害）になる率が高い、と報告されています。

しかしながら、日本人の多くは悲しいことがあっても泣けない人が多い。泣けないのが普通なのです。泣くのは、日本人的には「恥」「恥ずかしい行為」とされるのかもしれません。

本当に悲しいとき、本当につらいときは、泣いていい。

むしろ、感情を押し込め、我慢したりするよりも、感情を発散し、泣いたほうがいいのです。

「涙の3つの効果」を活用する

〝泣くことを恐れるな。涙は心の痛みを流し去ってくれるのだから〟

これはネイティブアメリカン、ホピ族の格言ですが、涙が心の痛みやストレスを流し去るのは脳科学的に正しいことがわかっています。

涙を流すことによって、交感神経から、副交感神経へとスイッチが切り替わります。たくさん涙を流すほどストレスが解消され、心の混乱や怒り、敵意も改善するのです。

セロトニン研究の世界的な権威である有田秀穂氏（東邦大学名誉教授）は、涙を流すことはストレス発散に役立つ、と「涙活《るいかつ》」を推奨されています。

有田氏によると、涙を流すことには3つの効果があるといいます。

1 ストレスの軽減

2 自律神経のバランスを整える
3 免疫システムの活性化

泣くことは、ストレスを軽減し、免疫力を高め、私たちの健康を維持し、病気を治すために、非常に有益なのです。

涙は我慢しないほうがいい

一方で、泣きたいときに涙を我慢すると、アドレナリンの過剰分泌が続きます。アドレナリンの数値が高いのは、交感神経が優位でストレスがかかった状態です。

「泣きたい気持ち」「泣きそうになったとき」に涙を我慢するのは、ストレスを大きくためてしまうので非常によくないということです。

苦しいとき、つらいときに涙が出るのは、ストレスを発散するための、私たちに備わった自己防衛反応と考えられます。それを我慢するのはよくないのです。

「泣く」行為は、ネガティブ感情の発散であり、ストレス発散なのです。

もう1つ、映画や本や詩など、ちょっとした感動体験によって心が動いたときに涙は自然と流れます。そうした「情動の涙」でも、ストレスを軽減して、自律神経のバランスを整え、免疫システムの活性化ができます。積極的に感動し、積極的に泣いていく「涙活」は癒やしの効果が期待できるのです。

処方箋2 眠る

私がこれまでの人生で大きなショックを受けた出来事はいくつかありますが、20年ほど前に交通事故を起こしたときのことは、今でもありありと覚えています。

雪道の高速道路。路面はツルツル。「これはスリップしそうだな」と注意して、かなりの低速で運転していましたが、カーブに差しかかったときに、ハンドルがきかなくなりました。

ガシャーン！

車はガードレールに激突。車を降りて外に出ると、車の前の部分はぐっしゃりつぶれていました。

「ああ、こりゃあどう見ても修理不能。廃車だ……」

帰省する途中の道でした。事故処理をして、実家に帰ります。

「どうしてこんなことになったんだろう……」「あのときもっと慎重に運転していれば事故にならなかったのに！」「100万円以上した車がパーじゃないか！」「なんて俺はバカなんだ！」「これは夢に違いない！」と、様々な感情が頭をよぎり、パニック状態に陥っていました。

そんなとき、母親が「少し、眠ったほうがいいんじゃないの？」と言いました。

3時間ほどグッスリ眠り、スッキリ目が覚めました。そうすると不思議なことに、先ほどまでのショック、否認、後悔、自責、怒りといった感情が嘘のように消え去っていたのです。

かすり傷1つなくて本当によかった。他の人を巻き込まない単独事故でよかった。保険にも入っているから保険金も下りるだろう。

先ほどまでの「ネガティブ思考」がきれいになくなり、「ポジティブ思考」で前向きに考えられるように変わっていたのです。

睡眠には「体力や疲労の回復」の他に、「記憶と感情を整理する」効果があるのです。一晩眠ることで、記憶と感情が整理され、自分の置かれた状況を、客観的に見られるようになります。

寝る前にムシャクシャした感情に支配されていたとしても、ひと晩眠ればそれだけでかなり和らぐのです。

ですから、何かショックな出来事があった場合、「眠る」ことはとても効果的な対処法と言えます。

睡眠不足は身体を戦闘モードにする

大きな不安を抱えて「眠れない」状態になると、身体にどういうことが起きるのでしょうか？

眠れないと、交感神経が優位な状態がずっと続くことになります。つまり、夜も「戦闘モード」のままです。

これでは副交感神経が活躍できず、疲労も回復しません。免疫力が低下し、自然治癒力が発揮できない状態になります。

否認が強い「怒り」の状態では、アドレナリンが分泌されていますから、いっそう交感神経が優位に傾きます。**「睡眠不足」がそれをさらに悪化させて、昼も夜も「戦闘モード」が続く悪循環に陥ります。**

より怒りっぽくなり、イライラもより激しくなってしまいます。

身体を整えることで、交感神経から副交感神経へシフトさせ、落ち着いた状態にもっていくことができます。そのために、「ぐっすり眠る」ことが不可欠です。

国立精神・神経医療研究センターの研究です。1日4時間睡眠と、1日8時間睡眠のグループに被験者を分けて、5日間その睡眠を続けてもらったあとで、脳の活動状況を画像診断で調べました。

「幸せなこと」に対する反応は、違いが認められませんでした。しかし、「恐ろしいこと」に対して、4時間睡眠の被験者たちの扁桃体は、8時間睡眠の人たちと比べて、はるかに活発に反応したのです。

睡眠不足は、より不安や恐怖を引き起こしやすいということです。そして、扁桃体が興奮しやすくなっているのは、「情動反射」に支配されやすい状態であることが、実験的に示されました。

病気などで大きな精神的ショックを受けたときも、睡眠だけはしっかりと確保しましょう。そうしないと、扁桃体の興奮からはじまるストレス反応が暴走してしまい、不安やイライラなどをさらに悪化させてしまいます。

眠れない状況が何日も続くような場合は、睡眠に悪い生活習慣を1つひとつ改善していくとぐっすり眠れるようになります。睡眠に悪い生活習慣とは、寝る前2時間以内のブルーライト（スマホ、ゲーム、パソコン、テレビ）、強い光、飲酒、興奮系娯楽（ゲーム、テレビ、映画）、喫煙を避ける。寝る前2時間は、リラックスしてのんびりと、ゆったりと過ごすと、睡眠の質は改善します。

具体的な改善方法は『ブレインメンタル強化大全』（サンクチュアリ出版）に詳しく書きましたので、眠れないと悩んでいる方は、ぜひご一読ください。

生活習慣を改善しても不眠が続く場合は、睡眠薬の助けを借りることも必要でしょう。怒り、イライラ、不安、恐怖があると睡眠の質が悪化し、さらに怒り、不安、恐怖を強める。この悪循環によって、メンタルの泥沼状態に陥ります。怒り、イライラの強い人は、まず睡眠をしっかりと確保しましょう。それだけで、感情はものすごく安定します。

処方箋3　「助けて」と言ってみる

「孤独」と「怒り」の裏側にあるのは、「苦しみを理解してほしい」心理です。

「1人にしておいて」と言いながら、実は「気持ちを理解してほしい」と心の奥底では強く思っているのです。

矛盾しているようですが、男子小学生が大好きな女の子をからかったり、イジメたりしてしまうのと同じです。人間は、心の底で思っていることと反対のことをしてしまう傾向があるのです。

「放っておいてください」と言う人は、心の奥底では「助けてください」と思っています。「お前には、俺の気持ちはわからない！」と言う人は、本当は「自分の気持ちを理解してほしい」と思っているのです。

病気の恐怖・不安から来る否認によって、「素直な心の声」が出せなくなってしまっている状態です。ですから、家族、友人、知人、職場の人などが、「放っておいてください」という場合は、「助けてほしい」のメッセージと受け取るべきです。

日本人は「弱音を吐いちゃいけない」「苦しくても、頑張って乗り切ろう」と教育されているうえ、以心伝心で「心中を察する」文化がありますから、苦しいという本音は、病気に限らず、生活やビジネスの現場で困った状況においても、なかなか言えるものではありません。

素直になろうというのは、心の奥にある声を、勇気を出して言葉にしてみようということです。「助けてください」と言ってみましょう！

「助けてください」は、非常に気恥ずかしく、照れくさい言葉かもしれませんが、状況はそれどころではない、一刻を争うときです。

勇気を出し、「助けてください」「何とかしてください」と言ってみましょう。気分がものすごく楽になるはずです。何十キロもある重たい荷物を肩から下ろしたような解放感。実際、「助けてください」「何とかしてください」と言える患者さんは、その後、ものすごいスピードで病気がよくなっていきます。

助けを求められたら、言われた側は誰もが何とかしてあげたいと思うものです。その言葉1つで、医師・患者間の信頼関係も深まり、病気の受容も一気に進みます。

第3章のまとめ

悪口を言わない！　悪口を言うほど健康を害する。

深呼吸する。15秒かけてゆっくり息を吐く。

「怒り」や「ネガティブ感情」は、すべてノートに書き出す！

「好き」か「嫌い」かではなく、「ふつう」も判断基準に入れる。

泣きたいときは我慢しない。「泣く」だけでストレス発散できる。

むしゃくしゃしたら、まず眠る。怒りやイライラは、睡眠で消えていく。

自分から助けを求める。「助けて」と言うだけで、人は助けてくれる。

第4章

EMOTION

「受け入れる」だけで病気は治る

CONTROL

「受容」とはどういう状態か？

カオナシを「受容」した千尋

スタジオジブリ、宮崎駿監督のアニメ映画『千と千尋の神隠し』には「癒やし」の本質がすべて描かれています。

この映画における、千尋と湯屋を訪れた孤独な客、カオナシの関係を見てみましょう。

千尋とカオナシとの出会いは、千尋が働く湯屋の中庭。

ポツンと1人寂しげにたたずむカオナシ［孤独］。千尋は、「ここ開けておきますね」とカオナシに声をかけ、湯屋に招き入れてしまいます。

湯屋に入り込んだカオナシは、金にものを言わせて豪勢に飲み食いをし、傍若無《ぼうじゃくぶ》人《じん》ぶりを発揮します。巨大化し、手に負えなくなっていくカオナシ。

対応を任された千尋は、カオナシの差し出す金を突き返し、「家に帰ったほうがいいよ」と突き放した態度で言います。それに怒ったカオナシは、凶暴化して、千尋を追いかけてきます〔怒り、他責〕。

外に逃げてタライ舟に乗り込む千尋。一見、カオナシを見放したかのように見えますが、意外にも「こっちだよー」とカオナシに呼びかけます。一度怒りを爆発させたカオナシは、千尋を追いかけているうちにガス抜きされたように、元のおとなしい姿に戻っていました。そして、海原電車に千尋とともに乗り込み、銭婆《ぜにーば》のもとに向かいます。

千尋に対して従順な態度をとるカオナシの表情は、外見的には同じ顔をしながらも、安堵感で満たされ、ほのぼのとした雰囲気まで伝わってきます。

凶暴化して、手に負えなくなったカオナシが、外に出ると一転して、元のおとなしい姿に戻り、癒やされたかのような安堵感を浮かべていたのはなぜなのでしょうか。

カオナシの様子が180度変わった理由は、「否認」から「受容」へと切り替わったからです。

最初は千尋に受け入れられたと思っていたカオナシは、千尋に突き放されたと感じるなり、千尋の言葉を受け入れられない状態［否認］に陥ります。否認にともなう激烈な「怒り」が、その後の暴走です。

カオナシが怒りを爆発させたことでガス抜きされ、少し冷静さを取り戻したタイミングで、「こっちだよー」と手を振り、呼びかける千尋。

落ち着いたことで、千尋の拒絶は、「冷静になりなさい」というメッセージだったのだと気づき、千尋の愛、思いやりを素直に受け入れられるようになったカオナシ。

カオナシは千尋に癒やされたのです。千尋と合流したとき、カオナシは、千尋に「受け入れられた」と感じたはずです。

カオナシは、千尋に受け入れられると同時に、自分の中の「負の感情」をすべて受容しました。お互いに癒やし、癒やされ、支え合うような関係性が、電車の中ではできあがっています［治療同盟の成立］。

否認から受容の状態に変化したのです。

さらにこの後、銭婆の家でカオナシは、自ら銭婆の手伝いを行い、第7章でお伝えする他者貢献・感謝のステージに入っていきます。

このように『千と千尋の神隠し』では、カオナシが「否認」から「受容」に至る過程や、癒やしに至る普遍的なモデルが描かれていると言えます。

病気を受け入れると「怒り」が消える

「信頼」「情報」「時間」この3つによって、病気に対する不安や恐怖は、次第にやわらいでいきます。少なくとも、告知直後の強烈なショックと比べると、多少時間が経ち、信頼関係もつくられ、質問したりしながら情報が増えてくることで、はるかに冷静に自分の病気について考えられるようになっていきます。

病気を受け入れる、受け止める。これが、病気の「受容」です。

否認とは、病気と闘っている状態。受容とは、病気と闘うのをやめた状態です。

受容の状態では、不安は安心に、緊張はリラックスに変わり、心が安らかになります。否認によって引き起こされる「怒り」「焦燥《しょうそう》」「反抗心」「敵愾心《てきがいしん》」が嘘のように浄化され消えていきます。「憑《つ》き物がとれたような」と表現されることもあります。

病気を治すために最も重要なのは、病気を受け入れることです。

病気を敵ととらえ、病院からも治療からも逃げ回っている患者さんが、病気を治せるでしょうか？　治せません。

まずは、「自分は病気である」という事実を真正面から受け止め、冷静に考えられるようになることです。そうなれたら病気を「受容した」と言え、病気を治す準備状態となるのです。

受容することによって起きる4つの「変化」

「受け入れる」と病気が治っていることに気づく

「受容」が進んでいくと、様々な変化が起きます。
病気を受容することで起きる顕著な変化を紹介しましょう。

1 精神的に楽になる

まず患者さんの表情が変わります。
鬼のような険しい表情が、菩薩のような柔和な表情に変わります。
しかめっ面が多かったのが、笑顔も見られるようになります。
ピリピリとした雰囲気が、やわらかくおっとりとしたものに変わります。

これは「否認」から「受容」へと至る過程で、「闘う」のをやめたから起きる変化です。**心の中が「戦闘モード」から、「平和モード」に切り替わるのです。**「不安」な気分はどこかに消えてしまい、心は「安心」で落ち着いた状態になります。「精神的に楽になる」ということです。

2 治療への意欲がアップする

「受容」が進んでいくと、患者さんの治療意欲が変わります。

「否認」の状態でも「病気を治したい」気持ちはありますが、「この薬で副作用は出ませんか？」など、治療に対してネガティブな言葉を発することが多いのです。

それが次第に、「この薬はどのくらい効果がありますか？」「最近、この薬を使って治った患者さんはいますか？」など、ポジティブな言葉に変わっていきます。家族に言われないと飲み忘れることの多かった薬も、忘れずに自ら飲むようになります。

予約しても来なかったり、予約時間に遅刻したりすることが多かった患者さんも、時間通り、いや時間よりもかなり早く来て待っているようになります。「病院に来るのが楽しくなった」という患者さんも多くいらっしゃいます。

「受容」に至ると見られる反応

- 最近、病気のことをあまり考えなくなった
- 病気を完治させることよりも、社会復帰、会社への復帰が重要だと思う
- 病気になったのは「会社のせい」でも「家族のせい」でも「自分のせい」でもない
- 今思うと、病気になる前の働き方や生活習慣に無理があった
- 病気になったことで過去のこと、これからのことをじっくりと考えられた
- 主治医や看護師はよくしてくれている
- 家族に助けられている
- 友人や同僚の気遣いがうれしい
- 最近、前から考えていた「趣味の活動」をしたくなった
- 友人とお茶でもしたいと思う
- そういえば、以前より病気がよくなっている
- クヨクヨしていた自分が、バカみたいだったと思える
- 病院に通うのが楽しくなってきた

Point

「受け入れる」だけで楽になる

医者のアドバイスや言葉も集中して聞くようになり、それらのアドバイスを実行しようと努力をはじめます。朝散歩をすすめても、「できない言い訳」しか口にしなかった患者さんであっても、「朝、散歩をすると気持ちがよいですね」と、実際にアドバイスに従い、生活習慣改善をはじめます。

病気についての小冊子を渡してもまったく読みもしなかったのが、自分の病気についての本を買ってきて読んだり、そうした本を読んで疑問点を質問してきたり、自分の病気について真剣に勉強しはじめるようになります。

3 気づき・自己洞察力がアップする

「受容」が進むと、いろいろな気づきが得られて、自己洞察力が高まります。

その結果、自分を客観的、冷静に見られるようになります。

「自己洞察」と「受容」は、車の両輪です。

自己洞察が高まれば受容ができるようになり、受容が進んで怒り、恐怖、不安などの感情が収まることでより冷静に自己洞察ができ、さらに受容が加速していくのです。

病気の治り方は、登山に似ています。

上り道は厳しく、1歩ずつ足を運ぶのに必死で、風景を楽しむ余裕などありません。とにかく登ることで精一杯です。地面を見ながら、必死に登り続けます。でも、ふと顔を上げ、ホッと息をついて、周りを見渡すと、素晴らしい風景が広がっていることに、突然、気づくのです。

病気が治るとは、こういうものです。

必死に登っているときは、どこまで登っているのか、つまり、どこまで病気が治っているのかよくわからない。しかし、ある程度の高さまで登り、心に少し余裕が出たときに、ふと周りを見渡すとこんなに風景がきれいな、見通しのよいところまで登っていたのか、病気がこんなによくなっていたのか、と気づきます。

こうした眺望が開ける体験は、山で言う七合目か八合目あたりで起きやすいものです。なぜでしょう?

そこが「頂上」が見えはじめるポイントだからです。

頂上そのものは見えなくても、かなり上まで来ていることが、感覚的にわかります。

眺望が開けると同時に、「頂上はもう少しだ」と元気と勇気が出てきて、頂上を目指す足取りも軽くなるのです。

病気は、気づいたら、急によくなっているものです。

あなたにもそう思える瞬間が必ずやってきます。

否認から受容に「切り替える」方法

受容とは「切り替え」

脳生理学者の有田秀穂氏に直接お会いする機会がありました。そのとき「〝受容〟を脳内物質に当てはめると、何になりますか?」という質問をしてみました。

有田氏は即答しました。「セロトニンです」と。

「セロトニンは脳の中で〝切り替える〟役割をしている。セロトニンが低下すると、考えを切り替えることができなくなって、同じ考えを堂々めぐりしてしまう。脳の中の〝切り替え〟がうまくいけば、否認から受容にスムーズに至るのではないか」

「切り替える」とは、たとえば満員電車に乗っていて隣の人に足を踏まれた。「コノヤロー!」と言いたくなっても、ほとんどの人は我慢することでしょう。カッとなった次の瞬間「満員電車だし仕方がない」と理性的に考えることができるからです。

本能的な「感情反射」をコントロールするのが「前頭前野」であり、切り替えに必要なのが脳内物質「セロトニン」です。

うつ病になるとこの前頭前野の機能とセロトニンが低下するため、扁桃体が持続的に興奮した状態に陥り、「感情暴走」が起きます。常にイライラしたり、怒りっぽくなったり、不安が頭から離れなくなります。

慢性的にストレスにさらされると、前頭前野の機能は低下し、セロトニンが低下し、感情が上手に切り替えできなくなります。

朝散歩でセロトニンを活性化する

では、どうすれば「切り替える力」を取り戻すことができるのでしょうか？

「切り替え機能の低下」は、「セロトニンの低下」が原因ですから、セロトニンを活性化すればいいのです。

セロトニンを活性化する方法は、次の3つです。

1 朝日を浴びる
2 リズム運動をする
3 咀嚼《そしゃく》（噛む）

セロトニンは主に午前中につくられるので、この3つを午前中、それも起床してからできるだけ早く行うほど効果的です。

「朝日を浴びる」と「リズム運動」が同時にできるうえに、セロトニンを高める最高の生活習慣が、「朝散歩」です。朝起きてから1時間以内に15〜30分の散歩を早足で行うだけの習慣で、セロトニンを十分に活性化することができます。さらに「朝散歩」の後に、朝食をよく噛んで食べる（咀嚼する）ことで、セロトニンは万全な状態となります。

しかし、いきなり朝30分の散歩をするのは、ハードルが高いかもしれません。朝の調子が悪い人や、うつ病の患者さんには難しいでしょう。

ですから**最初は5分でも10分でもいいのです。散歩が無理なら、「日向ぼっこ」でもOKです。**それだけでも、午前中の気分がかなりさわやかになるはずです。

「朝散歩」によってセロトニンがアップし、気分が改善し、感情が安定していく。さらに「切り替え」能力も高まり、「否認」から「受容」への切り替えも進んでいくのです。

焦らない！　切り替えは徐々に起きる

「否認」から「受容」への切り替えは、ある日突然起きるものではありません。病気の重症度や個人差にもよりますが、数週間から数カ月かかります。

否認が徐々に減っていって、受容が増えていくイメージです。

ラジオ番組でパーソナリティーが曲紹介をして、音楽が流れる時、話していた人の声が徐々にフェードアウトし、音楽の音量が徐々に大きくなっていき、やがて切り替わります。

否認から受容への切り替えもこんな感じです。

また、個人の感じ方からすれば、「切り替える」というより「切り替わる」と言ったほうが正しいかもしれません。先に述べたセロトニン活性法や次章で紹介する方法をしっかり実行していけば、ある日、自分がいつの間にか「否認」を脱して「受容」

否認から受容、感謝に至るイメージ

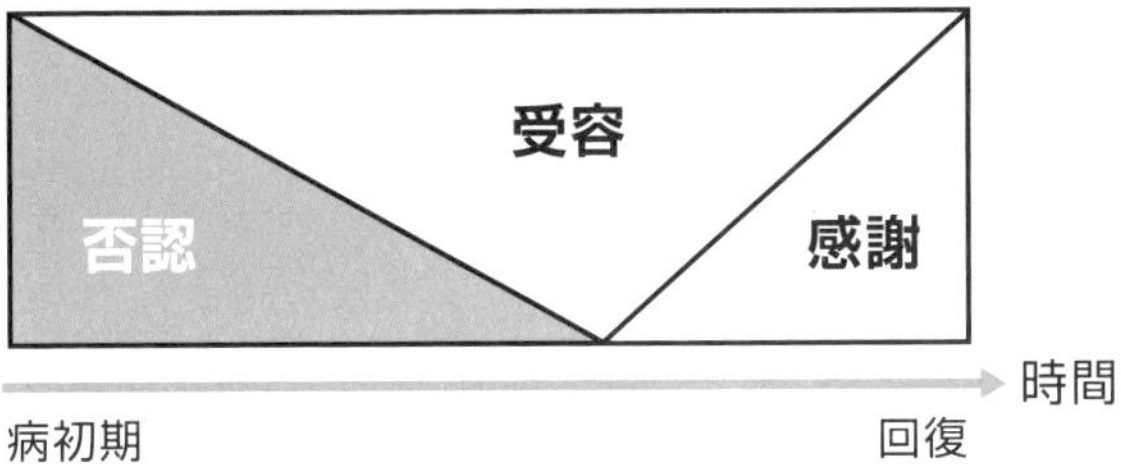

時間とともに否認が減少して受容が増え、次に「感謝」（第7章参照）に変わっていく。

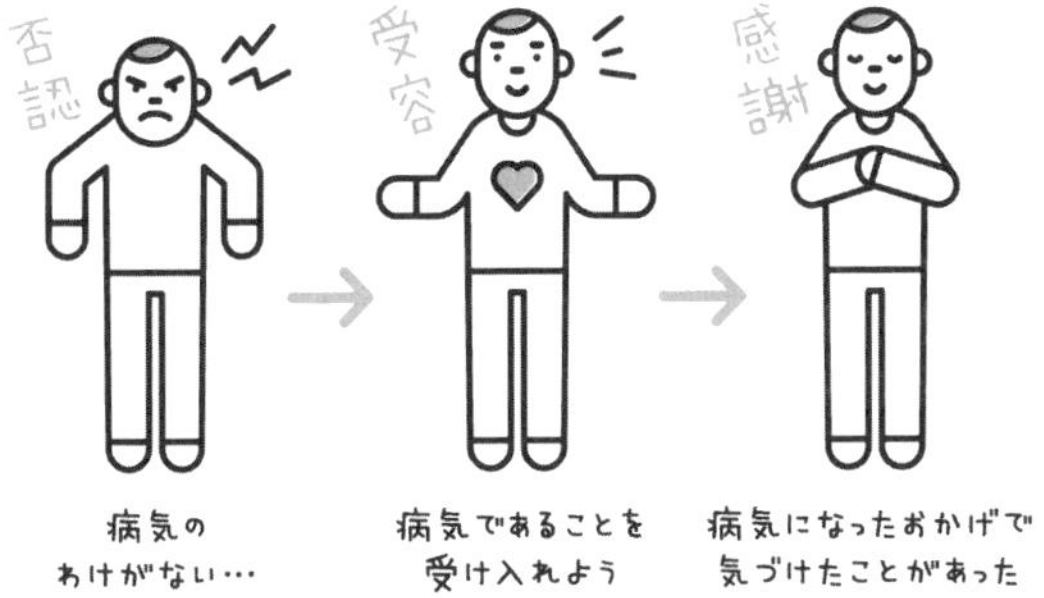

Point

受容はいきなり起きない。「少しずつ」起きていく

に切り替わっていることに気づくのです。

なので「焦らない」ことが重要。**きちんと治療し、生活習慣を改善していけば、自然と「受容」に切り替わります。**焦れば焦るほど、さらに不安を強めて、遠回りをしてしまいます。

第4章のまとめ

病気を受け入れる。それだけで、すべてが好転する。

焦らない。今の治療と生活習慣の改善で、自然と「受容」に切り替わる。

「怒り」や「不安」は病気の過程にすぎない。受容すれば改善していく。

セロトニンを活性化する。それだけで病気は治りはじめる。

朝散歩を生活習慣にする。朝散歩をするほど、気分と病気は改善する。

第5章

EMOTION

「表現する」と病気は治る

CONTROL

治療には必ず「足踏み」が訪れる

「一直線」に治らなくても落ち込まない

否認から受容へ。その道のりには必ず山や谷があり、真っすぐではありません。

アカデミー賞4部門を受賞した映画、『英国王のスピーチ』は、人間ドラマとして優れているのみならず、「1人の人間が病気を乗り越える物語」としても見応えがあります。

吃音症《きつおんしょう》（どもり）に悩まされる英国のヨーク公ジョージ6世（コリン・ファース）は、何人もの名医の治療を受けたものの、症状がまったく改善しません。

そこで、最後の頼みの綱として、巷《ちまた》で評判の言語治療士、ライオネル（ジェフリー・

ラッシュ）のもとを訪れます。

はじめての診療で、ジョージは「この方法は私には向いていない」「ダメだ」と通院を拒否します［否認］。

しかし、診療時に朗読させられた自分の音声をあとから聞くと、どもらずに話せていました。そのことに驚いたジョージは、ライオネルの治療を受けようと決意します。身体を動かしたり、歌を取り入れたりとユニークなトレーニングを毎日続けるうちに、少しずつ治療効果が表れはじめました。

ところがある日、皇太子である兄と口論となったところ、どもりが強く出てしまいました。改善していたと思っていたのに、肝心な場面でどもってしまったことに、ジョージは大きく意気消沈します［足踏み］。

その後、兄の離婚問題により、ひょっとすると王になるかもしれなくなったジョージ。とんでもないプレッシャーに悩みいら立っているところに、「あなたが王座に」と言ってくるライオネル。すっかり腹を立てたジョージは、「くだらん人間だ。診療は終了する」と、ライオネルと決別します［決裂］。

しかし、ジョージの王位継承は決まってしまいます。

王室関係者向けのスピーチを行うも、肝心な場面でどもりが出て、失態を演じてしまいます。どもりはちっともよくなっていなかったと、ジョージは焦ります［足踏み］。

そして、絶対に失敗できない戴冠式を前に、自らライオネルのもとに赴《おもむ》き、謝罪します。２人は心の内側を互いに打ち明け、ようやく真の「治療同盟」ができあがるのです［取引・受容］。その後の猛特訓により、戴冠式は成功。２人の信頼関係も深まります。

そんな矢先、ヒトラーの暴挙によりドイツとイギリスは開戦。その開戦のスピーチ、ラジオ放送が急遽決まります。国威高揚のために絶対に失敗できない大事な場面。

スピーチの開始直前にジョージはライオネルにこう言います。

「結果がどうあれ、君には心から感謝している」［感謝］

ライオネルの助けを借り、見事にラジオ放送を完璧にこなしたジョージは、国民からも信頼、尊敬される国王となったのです。

この映画は、ジョージが吃音症を乗り越える実話を元につくられています。

「どもり」がよくなったと思うと、また悪くなる。またよくなったと思うと、悪くなる。この状態を何度も何度も繰り返します。

治療を開始してから、上手にスピーチをこなせるまでに、非常に長い時間を要しているのです。

ジョージが治療に前向きになってからも、病状は一進一退を繰り返し、思うように症状が改善しない時期が続きました。

この「なかなか病気が治らない状態」を、「足踏み」と呼びます。

「なかなか治らない」はゴールが近づいている証拠

「怒り」のステージを抜けると精神的に安定してくるものの、病気はそう簡単には治りません。

多くの場合、一進一退の状態や、「なかなか治らない」と悩む「足踏み」状態を経て、少しずつ治っていくのです。

そのため、「頑張っているのにどうして、治らないんだろう?」などと、抜けないトンネルの中をずっと歩いているような不安感や、歩いても、歩いても前に進んでいないような感覚が生じてきます。これが「足踏み」状態です。

ゴールはまだ見えていなかったとしても、トンネルの出口は確実に近づいています。「足踏み」の状態に入ったなら、〝ゴールは近い〟と考えていいのです。

ところが、患者さん本人は、そのことにまったく気づきません。自覚症状で80点くらいまでよい状態に来てはいるものの、完全ではないため、本人は「なかなか治らない」と焦ってしまい、「この先生はダメだ」「この病院はダメだ」と、治療をやめてしまう人が少なくないのです。

せっかく、「あと一歩」のところまで来ているのに、本当にもったいない。

自分は頑張っているのになかなかよくならない。そういう「足踏み」のステージが、ゴールが近づいてくると、必ずといっていいほど表れてきます。それを知ってさえいれば、「なかなか治らない」はゴールまであと少しの徴候と理解できるのです。

治癒への道は直線じゃない！

富士山の登山をイメージしてみましょう。

直線で道をつくれば最短距離になるから、楽に進めるかというと、そうではありません。道は常に曲がりくねってつくられています。なぜならば、曲がりくねるほど、傾

「足踏み」で見られる反応

- なかなか病気が治らない、症状が改善しない
- 昨日と比べて、ちっともよい点が見つからない
- 治療を開始して、何カ月にもなるのに、一向によくならない
- 「いつになったら治るんだろう?」と不安だ
- 「ここまで治療を頑張っているのに、なぜ治らないんだろう?」と疑問が湧く
- ちょっとした症状の浮き沈みに、一喜一憂してしまう
- いつまで通院（または、入院や服薬）を続ければいいのだろう?
- なんとか状況を打開する方法はないだろうか?

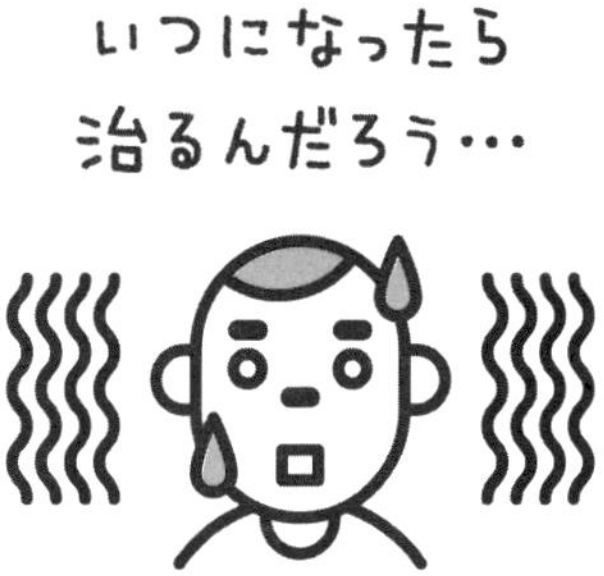

Point
**足踏みとは、悪化ではない。
むしろ、治っている兆候**

斜が緩やかになり、登りやすくなるからです。

「病気を治す」という登山も、一直線ではありません。その道は曲がりくねり、山あり谷あり。時に迂回しているようにも、後戻りしているようにも見えますが、少しずつではあっても、頂上に近づいているのです。

「薬の副作用が出た！」と患者さんは大騒ぎしますが、薬は一定の割合で副作用が出るものです。他の薬に変えたら、それはよく効いてスッキリ治った、というケースもあります。

回り道をしたように見えますが、薬の合う合わないは使ってみないとわかりませんから、副作用が出たおかげで「合わない薬」を早々に発見できたという見方もできるでしょう。

しかし「こんな副作用の出る薬を出す医者は信用できない」と、病院を変わってしまうと、治療は振り出しに戻ってイチからやり直しになります。

前にも病院にかかっていたことや薬の内容を次の医者に言わなければ、また同系統の薬を処方されて、再び副作用で苦しむだけです。

治癒への道は、山あり谷あり。曲がりくねりながら、時に「下り坂」（症状悪化）

病気の治り方

患者さんが抱く治り方のイメージ

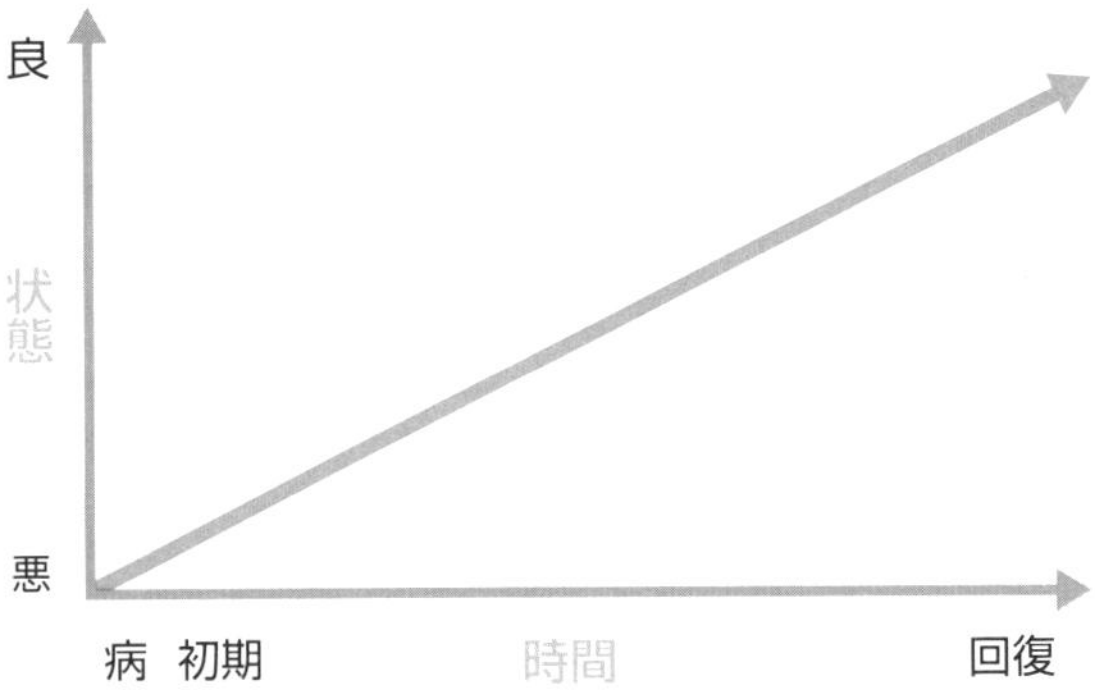

実際の治り方のイメージ

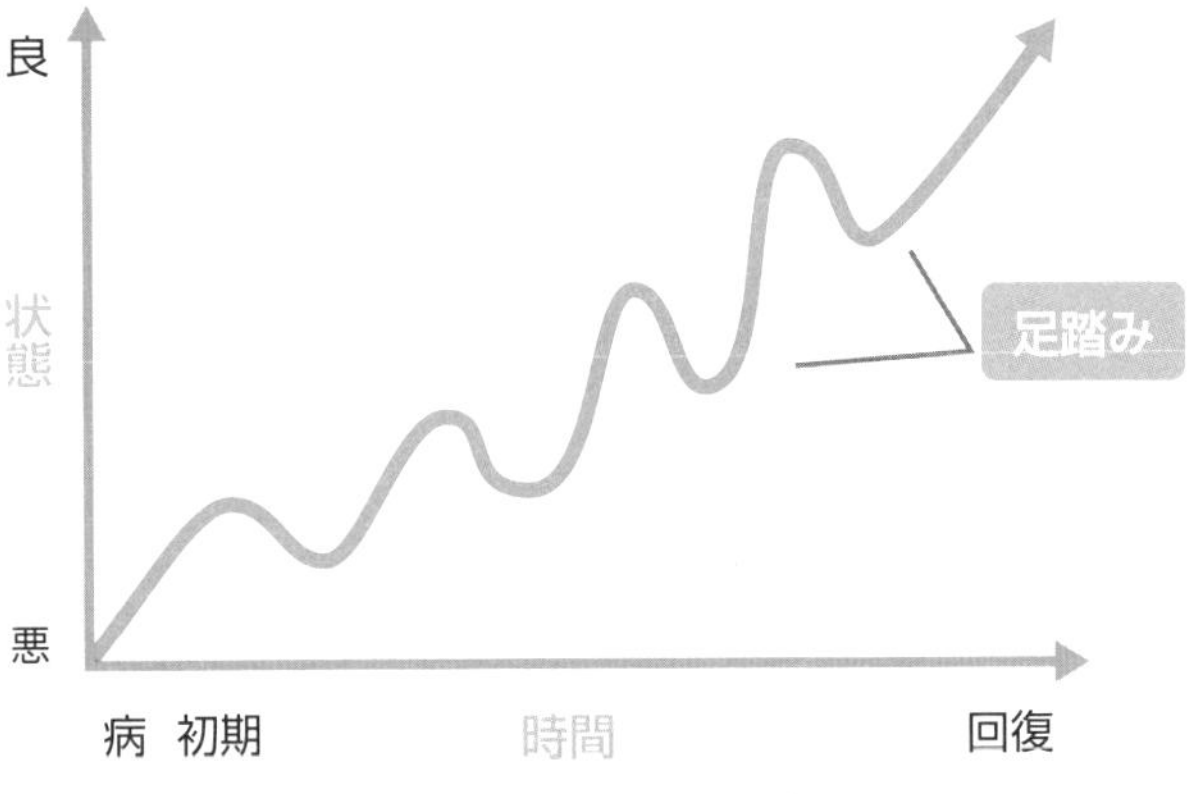

Point

病気は一直線では治らない。
山あり谷ありで治っていく

もあるのが普通なのです。時々、病状が悪化したように見えても、それはあなたが悪いわけでもなく、医者が悪いわけでもなく、薬が合わないわけでもない。一般的な病気の治り方なのです。

それを知らずに小さな病状の変化に一喜一憂し、「ああ悪くなってきた、どうしよう、どうしよう」と不安になり、今飲んでいる薬を自分の判断でやめたり、病院に行かなくなったりする人もいます。これでは、せっかく治ってきた病気も、振り出しに戻ってしまいます。

治療の途中で、症状に浮き沈みが出たり、停滞して「足踏み」状態になったりするのは、決して悪いことではありません。

むしろ必ずあることなので、治療が前に進んでいる証拠と受け取りましょう。それを知っているだけで、いちいち不安にならずに、前向きに治療にのぞめるはずです。

「しょうがないからやってみる」が大きな一歩になる

「絶対に無理」も「できる」に変わる

うつ病で治療中のFさん（30代、男性）は、夜遅くまで起きていて、朝は昼近くまで寝ているか、あるいは目を覚ましても布団の中でゴロゴロしています。そんなFさんに最も必要なのは、規則正しい生活であることは明らかでした。

私は、Fさんに言いました。

「朝起きたら、ちょっと近所を散歩してみたらどうでしょう？」

「無理です」

と秒速で答えるFさん。

「まあ、5分でも10分でもいいですよ。近所の公園に行って座っているだけでもいい。

午前中に太陽の光を浴びることで、セロトニンが活性化するのです。夜の眠気も出やすくなって、規則正しい生活ができると思いますよ」

重ねてすすめると、

「無理です。朝起きても、身体がだるくて、何もできるような状態じゃないんです！先生は、私の状態がわからないんですか！」

と口調を荒らげます。

2週間おきの診察。3回連続で、朝散歩をFさんにすすめてみたものの、彼はそっけなく「無理です」と言うばかり。私は、それ以上Fさんに朝散歩をすすめるのをやめました。

それから3カ月後。来院されたFさんの表情が明るく、はつらつとしています。「調子よさそうですね」と言うと、「先生、朝散歩って気持ちいいですね」とFさん。最近、朝散歩をはじめたら、午前中の調子がよくなり、夜も睡眠薬に頼らずに眠れるようになったというのです。

私は驚くとともに、とてもうれしい気持ちになりました。最初はあれだけ反抗的な態度で散歩を拒絶していたFさんが、3カ月も前の話を覚えていてくれて、それを自らはじめて、朝の習慣にしてくれていたのですから。

実は、こういうことは、よくあるのです。

「無理」「できない」「したくありません」と、どんなアドバイスをしても、何をすすめても、「ノー」しか言わなかった患者さんが、いつの間にかアドバイスを密かに実行していることが。

あるいは、怒りや悪口など、否認症状のオンパレードだった患者さんが、いつの間にか別人のように、医者のアドバイスをきちんと守る優等生のような患者さんになっていた、ということが。

このFさんの大きな行動の変化の理由、そこには「取引」があります。

「しょうがない」の一言で「足踏み」を突破できる!

この「否認」から「受容」へと至る過程の中で、患者さんが治療に対して真に前向きに変わる状態が訪れます。それを「取引」といいます。

医者と通院や服薬を約束したり、実際に「契約」や「約束」をともなう場合もありますが、ここでは患者さんの心理的な変化を「取引」と呼びます。

最初は医者や治療に反対し、拒否症状を示していた患者さん。拒否してばかりいては病気はよくならない。むしろ悪くなっていることに気づきます［足踏み］。何とかしないといけない。

そこで「しょうがない、前に言っていた医者のアドバイスに従ってみようか」「しょうがない。薬をきちんと飲んでみようか」「しょうがない。自己流でやっていてもよくならないので、医者のやり方も取り入れてみよう」と治療態度に変化が表れます。

この「しょうがない、○○しよう」という心理が「取引」です。

「足踏み」の状況にあっても、「しょうがない、そろそろ朝散歩でもはじめてみるか」と思った瞬間に、「足踏み」の停滞した状況を突破できるのです。

「取引」の状態に入る頃には、初診、あるいは告知からある程度時間が経っていることが多いので、医者と患者間の信頼関係も深まっています。「この先生は信頼できそうだから、少しアドバイスに従ってみようか」という気持ちが湧いてくると、今まで避けていた治療に対して、真摯に向き合うようになります。

病気に対する不安も少なくなり、怒りも湧いてきません。不安やイライラも一段落

「取引」で見られる反応

1 しょうがない、○○してみるか

- 「しょうがない、薬をきちんと飲んでみるか」
- 「しょうがない、医者のアドバイスを実行してみるか」

2 そろそろ、○○しないとまずいなあ

- 「そろそろ、きちんと薬を飲まないとまずいなあ」
- 「そろそろ、本腰を入れて治療しないとまずいなあ」

3 確かに、そうかもしれない

- 「医者（看護師）の言うことにも、一理あると思えるようになった」
- 「この先生、意外と頼りになるかもしれない」
- 「この先生、意外と親切なんだ」
- 「この病院で治療していくしかない!」
- 「この先生と治療していくしかない!」

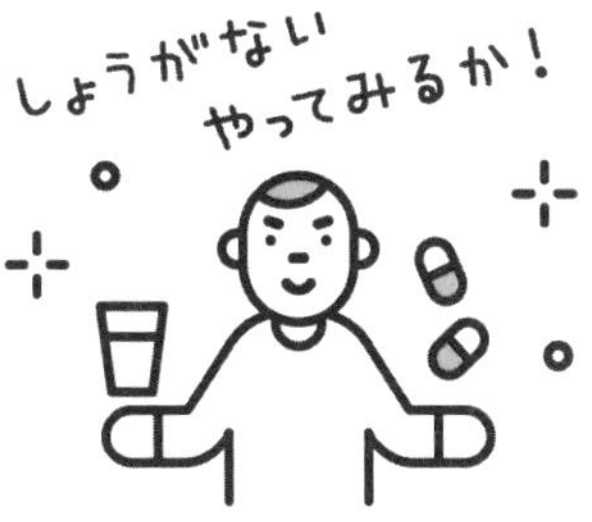

Point

やれそうなことがあれば、やってみよう

して、気分も落ち着いています。「絶対に効くはず」と前向きな気持ちで薬を飲むので、よく効きます。

「取引」を超えると、病状は一気に改善していきます。それまでの「足踏み」の状態が嘘だったように、「治癒」というゴールに向かってラストスパートをかけます。

「取引」には3段階ある

「取引」の過程をさらに詳しく観察していくと、以下の3つの段階に分けられます。

1　病気の受容

自分が病気であると、素直に受け止められるようになった状態です。

「診断の受容」であり「病気の受容」です。

この瞬間から「病気」とクールに、そしてニュートラルに向き合うことができるようになります。逃げることも闘うこともなく、感情的になることもありません。

「病気と闘う」ことをやめ、「感情反射」から「思考制御」へのバトンタッチが起こった状態とも言えます。

この段階に至ると、何をするのがベストなのか、冷静に判断できます。

2 治療者の受容

取引の段階に入る頃には、治療者（主治医）とは何度も顔を合わせているし、信頼感も芽生えているはずです。

最初は、「この医者じゃダメだ！」や「この医者で大丈夫か？」と思い、治療者の「悪いところ探し」ばかりしていたのが、「この先生、結構親切だな」「説明はわかりやすいな」と、治療者のよいところに目を向ける（「よいところ探し」をする）ようになります。

そして、「この先生と何とかやっていこう」「この先生についていくしかない」と思うようになるのです。医者と患者さんの信頼関係が深まり、「治療同盟」が結ばれた瞬間です。

今まで「敵」にしか見えなかった医者が、実は仲間であり、心強い支援者であったことにようやく気づきます。

「治療者の受容」は、「医者と闘う」ことをやめた状態です。

ここまで来ると、「この病院で治療していこう！」と、心の中で宣言しているはずです。

医者の「きちんと薬を飲んで治していきましょう」「きちんと通院してください」という提案に心の底から「はい、わかりました」と言えれば、真に「取引」成立です。

3　治療法の受容

「治療同盟」ができあがると、回復も早くなっていきます。

病気、治療者、治療法を受容したうえで飲む薬は、まさに「魔法の薬」です。信じられないほど効果が出ます。

闘うことをやめると、その瞬間から、人間が本来持っている自然治癒力を発揮できるようになるのです。闘っていたことで檻《おり》の中に閉じ込められていた自然治癒力が解き放たれて、自由に羽ばたきはじめます。

そうなると、病気は一気に治っていくのです。

ピンチはチャンス！　大事件と大失敗は「取引」のキッカケ

第3章の「孤独」の実例で紹介したKさんには、その後のエピソードがあります。

70代女性のKさんは認知症が進み、1人暮らしが難しい状況になってきました。保健師さんと私とでKさん宅を訪問し、「ヘルパーさんを入れましょう」と説得したのですが、強烈な拒否を示します。

そこで私は、戦略を変更しました。

「孤独の心理状態なので、焦らないほうがいいな。少し待ってみよう。もう少し認知症が進むと、生活が破綻し、助けが必要になる。そういう『取引』のチャンスが、近い将来来るだろう」と。

チャンスは意外と早く来ました。私がKさん宅を訪問して3カ月ほどしたある日、Kさんの火の不始末により、ボヤ騒ぎが起きてしまったのです。幸いにも近所の人がすぐに発見したために、台所が少し焦げる程度で消し止められました。私は保健師さんとともにKさんのもとを再度訪問しました。

ボヤ騒ぎを起こしてしまい、意気消沈するKさんに、私は言いました。

「よかったですね。このくらいのボヤで済んで。また、同じことが起きても心配ですから、ヘルパーさんに様子を見に来てもらい、家事やお掃除を手伝ってもらったほうが安心じゃないですか？」

Kさんは、無言でうなずきました。その後、Kさん宅をヘルパーさんが週2回訪問するようになり、何の問題もなく、順調に生活を続けられています。

ボヤ騒ぎをきっかけに、今までずっと拒否していた支援を受け入れることにしたKさん。

まさに医者と患者さんの間で、具体的な「取引」が成立した瞬間です。

このように、「大きな事件」「大失敗」は、チャンスになる場合が多いです。「失敗した」「やらかしてしまった」と本人にも負い目があります。「自分は病気ではない」「ぜんぶ自分1人でできる」「誰の助けも必要としない」という根拠が崩れ去り、精神的にも弱気になるため、「取引」のチャンスとなるのです。

「助けは必要ない」と言いながらも、本当は「誰かの助けを借りたい。助けてほしい」という気持ちが、心の奥底には必ずあるのです。「大事件」「大失敗」のあとは、「誰かの助けを借りたい」という気持ちが大きく膨れ上がってきます。

患者さんの気持ちをしっかり受け止め、支援しましょう。

すべてを失ってはじめて気づく「底つき体験」

あるアルコール依存症の患者さんのお話しです。

彼に断酒をすすめても、「自分はそんなにお酒は飲んでいない」「俺はアル中じゃない」「健康を崩していないし、まだ、大丈夫」といった言い訳を続け［否認］、まったく取り合いません。

アルコール依存症では仕事ができなくなります。仕事がないから家にいることになり、余計に飲酒量が増えます。最初は献身的に支えていた妻も耐えられなくなって、子どもを連れて逃げ出してしまいました。それでも、彼は酒をやめません。

すでに、身体もボロボロで、食事もほとんどとれない状態です。それでも、酒をやめません。

そしてついにある日、吐血して救急車で運ばれ、肝硬変にともなう食道静脈瘤破裂で瀕死の状態となってしまいました。

仕事を失い、家族を失い、生活も失い、健康も失い、最後に命まで失いそうになる。

持っているものすべてを失って、「どん底」まで落ちてようやく彼は、「しょうがない」と、断酒を決意しました。逆に言えば、「どん底」まで落ちないと断酒しようという決断ができなかったということです。

クリスチャン・ベールがアカデミー助演男優賞を受賞した映画『ザ・ファイター』。過去の栄光にすがり、麻薬へと溺れていく、かつての名ボクサー・ディッキー。そして、地道な努力で世界チャンピオンを目指す弟のミッキーとの兄弟の絆とともに、薬物依存症患者の「底つき体験」が描かれる、実話を元にしたドラマです。

チャンピオンを目指し努力する弟のミッキー、そのコーチをするかつての名ボクサーの兄、ディッキー。

しかし、ディッキーは麻薬に溺れ、練習や重要な試合まで遅刻し、すっぽかす始末。ディッキーの行動は完全に破綻しています。母親がすべて尻拭いをすることで、何とかやれていました。

もともと仲がよかった兄弟ですが、ある日、ディッキーの無責任な行動に愛想を尽かしたミッキーは、兄との関係を断ち、家を出て、新しいコーチとチャンピオンを目指す決断をします。しかし、最愛の弟を失っても、ディッキーは麻薬をやめられません。ディッキーはついに暴力事件を起こして、刑務所に収監されます。過去の名誉や栄光、弟との兄弟愛、そして生活の自由。ディッキーはすべてを失いました。

刑務所に面会にミッキーが来たことで2人は、和解します。そして、ディッキーは麻薬をやめよう！　とようやく決意するのです。

まさに「底つき体験」です。

破綻、大失敗、大事件、人生の危機。こうした、ピンチは「取引」のチャンスとなり、治療のターニングポイントになるのです。

「言語化」と「表現」が受容への処方箋

表現すると病気は治る

足踏みと取引を抜けて、しっかりと受容に至るにはどうすればいいか。

その方法を「受容への処方箋」として、紹介しましょう。

受容への処方箋 1　表現する

「言語情報」の重要性について、第2章でお話ししましたが、言語化は扁桃体の興奮を鎮めて、感情反射をコントロールします。

言語で知るのと同じように重要なのが「自分の気持ちや感情を言葉で表現する」ことです。人に話したり、文章で書いたりして、言語化するのです。

それによって、さらに効果的に「不安」を取り除くことができます。

子どもが注射をされるとき「痛い、痛い」と大きな声を出して騒ぐのは、非常に大きな意味があります。

ある心理実験で、注射するときに「痛い、痛い」と言って注射されるグループと、何も言わずにジッと我慢するグループに分けたところ、痛みを表現したグループは、我慢したグループと比べて、感じる痛みが5分の1にも緩和されました。**ただ、「痛い」と表現するだけで、「痛み」のストレスが和らいだのです。**

感情表現と乳がんの関係を調べた研究では、感情表現を抑制すると乳がんの発生率が高まり、進行が早まる結果が得られました。感情を表現しない女性は、感情を表現する女性に比べて、乳がんのリスクが高まるのです。この傾向は、マイナスの感情ほど顕著で、すでに乳がんにかかっている場合は、マイナス感情を表現しないと病状が早く進行します。

感情を言葉で表現することが病気の予防や、病気の進行を防ぐことにもつながるのです。

末期がんの患者は、筆舌に尽くし難い苦しみを体験しています。しかし、そんな猛烈な苦しみも、表現によって緩和されます。

臨床医のナンシー・モーガン医師が、ワシントンのがん医療センターで重度のがん患者に対して筆記エクササイズを行ったところ、非常に大きな成果が得られました。20分という決められた時間で、「がんが自分たちの何を変えるのか、そしてその変わったことに対して自分はどう思うのか」を記述する、という簡単なものです。

筆記エクササイズ参加者の49パーセントが「病気に対する考え方が変わった」と答え、38パーセントが「今の状態についての気持ちが変わった」と答えました。特に、若い患者、そして最近がんと診断された患者に、高い効果が認められたのです。

がんの想像を絶するほど大きなストレスですら、「表現する」ことで、軽減できるのです。

受容への処方箋 2 日記を書く

表現する方法にもいろいろあります。

「日記」は、簡単にできる自己表現の1つです。最近では、SNSやブログなどで発信している人も増えています。そうしたインターネット・メディアに日記を書くのもいいでしょう。

今日の出来事や、思ったこと、感じたことを1日の終わりに記載する「日記」。書いたことのある人はわかるでしょうが、日記を書くとガス抜きされたように、心がスッキリとするのを感じるはずです。

日記で感情や思考を自分の心の外側に記録することで、内側に背負っていた重荷を下ろすことができ、悩みを断ち切ることができるのです。

日記には、間違いなく「癒やし」の効果があります。精神医学の心理療法の1つとして、「日記療法」があることが、それを証明しています。

日記療法は、神経症、うつ病やアルコール依存症、薬物依存症によく用いられます。患者さんがその日の出来事と、それに対してどう感じたか、そして何を考えたかを日記としてまとめ、主治医に提出します。主治医はコメントを書いて返却します。患者と主治医との交換日記のようなものです。

患者さんは、自身の行動や気持ちを書きつづることによって、自分自身を見つめていきます。そして主治医は、その日記の中に表れる誤った考え方、行動などを取り上げて、面談のときに本人に話すことで、さらに自己洞察、内省を進めていくのです。

日記療法は、自己洞察を進めるのに非常に有益な治療法と考えられています。

受容への処方箋3 「回復の仕方」を学ぶ

すでにその病気を克服した人の話に耳を傾けると、回復後のイメージが湧くようになり、「今、自分がどのあたりにいるか」がわかります。

7年ほど前、富士山に登りました。その前年も登っていたので、2年連続での富士登山となりました。2回目の登山は1回目と比べて信じられないほど楽に登れて驚きました。

1回登っているので、どこに岩場が多くて登りづらいのか、傾斜がきついところはどこか、山小屋はどこにあってどこで休憩すればいいのか、そうしたことが全部わかっていたため、ペース配分がうまくできたのです。

1回目の登山では、「この先はどうなっているんだろう？　この険しい岩場はどれだけ続いているんだろう？　今よりも、もっと傾斜は厳しくなるんだろうか？」と、これからの道のりに対して、いろいろとあることないことを予期して、勝手に不安になっていました。

病気の治療は、登山のようなものです。頂上までの道筋が詳しくわかっていれば、危険は回避できるし、より楽で、より安全な方法で登山できます。病を克服した人の話は登山の際の地図に相当するのです。

もしうつ病になったのなら、うつ病を脱した人の書いた本、闘病記や手記を読むというのもよいでしょう。本を読むことで、最初の症状から病院受診、薬を飲みはじめ、副作用が出たり、効果が出なくて別の薬に変えたり、家族の支えに勇気づけられて、徐々に病気がよくなり、家から出て散歩できるようになり、人と会うことが苦痛でなくなり、約1年をかけて、うつ病を乗り越えることができるようになったなど、病気のはじまりから、乗り越えるまでの「流れ」をストーリーとして理解することができ、今、自分がどの辺にいるかが見えてきます。

治癒するまでの経過、つまり「回復の仕方」を知っているか、いないかで、治療に天と地ほどの差が出てきます。

たとえば、うつ病であれば『ツレがうつになりまして。』(幻冬舎)がおすすめです。漫画家の細川貂々《てんてん》さんが、うつ病になった「つれ」(夫)の状態を観察し、「笑い」もあるユーモラスな漫画にまとめた作品です。「本を読むのはしんどい」という人は、宮崎あおい、堺雅人らが主演の映画『ツレがうつになりまして。』（2011年）もよいでしょう。

大きな書店の「医学」のコーナーに行けば、そのような闘病記や手記が何十冊も並んでいますので、その中から自分の病気・症状に合った、気に入った1冊を選んでみてください。

もしあなたが入院しているのであれば、退院の近い患者さんが、病気を克服した体験談を話してくれるかもしれません。あなたの病気の「先輩」から、有意義な話をたくさん聞いておきましょう。

あるいはそれぞれの病気ごとに、自助グループや患者会などが各地で開催されています。病気を克服した人の講演会もあります。ネットで「がん克服　講演会」「うつ病　克服　講演会」などと検索してみれば、情報を得ることが可能です。

直接話を聞くのは、本を読むより何倍もインパクトがあり、治療までの道筋をリアルにイメージできます。「なかなか病気が治らない」と悩んでいるあなたを、大いに勇気づけるはずです。

受容への処方箋4　症状を数値化する

「調子はいかがですか？」と聞くと、「最悪です」「我慢できないです」「どん底です」「死にたいほどです」と、苦しいの最上級を連発する患者さんがいます。

その患者さんに、「いちばん調子が悪かった状態が0点。健康で暮らしていた状態を100点とすると、今日は何点ですか？」と聞いてみました。

すると患者さんは言いました。「10点です」と。私は驚きました。間髪入れずに「0点」と言うと思ったからです。

「0点ではないですから、〝最悪〟〝どん底〟ではないですね」と私が言うと、「まあ、そこまでひどくはありません」と答えたのです。

これを続けていくと、不思議なことに「今日は最悪です」と言い続けていた患者さんが、「20点」となり「30点」となり「70点」くらいまでよくなっていくのです。

主観で評価すると「最悪」も、数値化すると客観的に観察できるようになり、「症状が改善している」事実に自分で気づくことができます。

自分の症状を数値化した場合は、必ず「記録」してください。

記録しなければ、数値化する意味はありません。記録によって、見返すことができるようになります。１カ月前と比べてよくなっていると自分で気づくためには記録が欠かせません。

１日の終わり、今日あった出来事を振り返り、自分の１日の状態を１００点満点で評価し、ノートや手帳などに、継続的に記録してください。そのとき、１日の出来事も合わせて記入するといいでしょう。

自分の気分や調子を継続して記録していくことで、いろいろな情報が得られます。「ちっとも病状が改善しないと思っていたら、３カ月前はもっとひどい状態だったんだ」とか「外出した次の日は、調子が悪くなりやすいな」とか。

毎日の気分、調子を数字で記録しておくことで、誰でも症状の改善や変化を自覚できるようになります。その記録によって、「少しずつよくなっている！」と実感できたらしめたものです。すでに「足踏み」のステージから脱出していますので、ゴールは近いかもしれません。

受容への処方箋 5 笑う

これは、「孤独」や「怒り」への対処法としても有効です。しかし、いきなり「日頃から笑顔をつくろう！」といっても、無理な話です。

心に余裕がないと笑えないのですが、笑うことによって心に余裕も出てきます。

「否認のステージ」から、受容のステージに足を踏み入れると、心に少しは余裕も生まれてきます。そこで、「笑う」ことを意識的にやってみるのもいいでしょう。

最近の研究では、笑うことで様々な効果が得られることがわかっています（177ページの表参照）。

笑うことでドーパミン、エンドルフィン、セロトニン、オキシトシンなどの幸福物質と呼ばれる、心と身体によい脳内物質が分泌され、逆にコルチゾールのようなストレスホルモンが抑制され、ストレス緩和に働きます。結果として、免疫力をアップさせ、痛みを緩和し、各種疾患の改善に作用し、記憶力もアップします。「笑う」だけで、はかりしれない健康効果が得られます。「笑い」は万病の薬なのです。

「笑う門には福来たり」といわれるのは、脳科学的にはまったく正しいです。

笑顔をつくるだけで、幸福物質のドーパミンが分泌され、それまで感じていた「苦しさ」を消し去ってくれるのです。

また、「ぶすっとした顔」をしているよりも、笑顔のほうがコミュニケーションを円滑にしますし、人間関係もうまくいきます。笑顔にはコミュニケーションの促進効果があるのです。

重要なのは、笑顔の表情をつくるだけ、すなわち「つくり笑顔」。たとえば、割り箸を口にくわえるなど口角を物理的に上げるだけでも、幸福物質の分泌が確認されています。つまり、「つくり笑顔」や「笑顔トレーニング」で、普通の笑顔と同等の効果が得られるのです。

このように意識的に笑顔を増やすことで、苦しい状況を楽しく変えることができます。

受容への処方箋6 コミュニケーションで癒やされる

「受容」に向けて進んでいく過程で、心がオープンになっていきます。すると、コミュニケーションを求める傾向が出てくるのです。

最初は「1人にしておいてほしい」という孤独の状態から、「人とつながりたい」「人と会いたい」と、気持ちがオープンになっていくのです。これは、病状が改善してい

笑顔の効果

❶ 免疫力が高まる
- がん細胞を殺すNK細胞が活性化する
- 脳内のエンドルフィン濃度が上昇し、免疫力が高まる
- 「笑い」は交感神経から副交感神経へのスイッチング（切り替え）なので、たびたび笑うことで自律神経のバランスが整い、免疫力が高まる

❷ ストレスが緩和される
- ストレスホルモンのコルチゾールが低下する
- リラックスすることでセロトニンが活性化される
- 笑顔でいるだけでストレスが軽減され、ストレスを受けた場合の立ち直りも早い

❸ 痛みが緩和される
- 15分の笑いで、痛みの許容レベルが 10%上昇。笑いによって、鎮痛物質のエンドルフィンが分泌されるため

❹ 各種身体症状に効果がある
- 笑うと血管が開き、血圧が低下、心臓に好影響を与える
- 笑いは血糖値の上昇を抑える
- 笑いは便秘解消になる（自律神経のバランスが整うため。笑うと腹圧がかかるのが理由）

❺ 記憶力が向上する
- コルチゾールが抑制されることで海馬のニューロン損失が減少し記憶力が向上する
- 笑うことで脳波のアルファ波が増えて、リラックスした状態となり、集中力、記憶力が高まる

❻ 幸せになる
- 幸福物質ドーパミン、快楽物質エンドルフィンが分泌されるので、「楽しい」「幸せ」な気分になる
- 笑顔でいる人は、30年後の幸福度が高い

❼ 考え方がポジティブになる
- 笑顔をつくる、口角を上げるだけで、考え方がポジティブに変わる

❽ 他人を癒やす
- 笑顔をつくると自分にオキシトシンが分泌するだけではなく、相手にもオキシトシンが分泌され、相手を癒やすことができる

❾ 長生きする
- 満面の笑み、大きな笑顔の人はそうでない人より、7 歳長生きする

Point

「笑顔」は健康にすごくいい

る。癒やしの重要な徴候と言えます。

もし、そういう気持ちが湧いてきているのであれば、人と会う機会を増やしていくといいでしょう。入院しているのであれば、友達や職場の同僚、親戚などにお見舞いに来てもらう。あるいは、たまっていたメールやメッセージに返信する。「寂しいからお見舞いに来て」と言うのは照れくさいでしょうが、メールやメッセージのやりとりの中で、「最近、少し元気になってきた」といった文面を書けば、向こうから「お見舞いに行こうか？」という流れに自然になるはずです。

入院していないのであれば、友人とランチに行く。お茶に行っておしゃべりを楽しむ。そんなコミュニケーションが、あなたに「癒やし」をもたらします。

人と会うことで、「ああ、自分のことをこんなに心配してくれたんだ」「職場でも自分のことを、みんな心配してくれているんだ」とわかってきます。自分は「孤独」ではなかった。孤立していなかった。他の人たちに支えられていたんだ！　そんなつながりを実感することで、とても大きな「癒やし」の効果が得られるのです。

周囲の支えが十分で、社会的なつながりが多くある人は、挫折から立ち直る能力が非常に高く寿命も長いことがわかっています。「つながり」が病気に対してよい影響を与えることは、科学的にもたくさんのデータが出ています。

ある研究によれば、心臓発作を起こしたあとの6カ月間を感情面で支えられた人は、そうでない人に比べて生存率が3倍も高かった。また別の研究では、乳がんの支援グループに参加した患者は、参加しなかった人に比べて、手術後の寿命が2倍も長かったのです。

「周囲からの支え」「つながり」は、喫煙、高血圧、肥満、定期的な運動などが寿命に与える影響に匹敵するほどの大きさであることも証明されています。

私たちが「つながり」による愛情を感じるとき、「愛情ホルモン」とも呼ばれるオキシトシンが分泌されます。オキシトシンには癒やしの効果があり、血圧を下げるなどのリラクゼーション効果、免疫力を高める効果など、健康にものすごくよいのです。「つながり」のある人は長生きし、「孤独」の人は病気にもなりやすく寿命も短い。その原因は、オキシトシン分泌との関連性が考えられています。

つながりは、私たちの病気を癒やすのです。特に、メンタル疾患の場合は、病気が改善するためには「リラックス」が重要なので、リラックス効果が高いオキシトシンの分泌は、絶大な効果が期待されます。

ペットとの触れ合いによってもオキシトシンが分泌されます。それを活用した「ペットセラピー」というのがあります。入院中の高齢者において孤独感が癒やされ、友情や安心感がもたらされた。また、ペットの世話をすることによって自己効力感が高まった。ホスピス患者については、不安や失望を低減し幸福感が高まった。抑うつ傾向が強い者において、その傾向が低減した。情緒障害児や学習障害児において、自信や自尊心が向上した、など多数の効果が報告されています。

「人との交流は無理」という方でも、ペットとの交流によって癒やしの効果は得られるのです。

もし「人と会うのは気が進まないな。そんな心境じゃない」という気持ちが強いのであれば、それはまだ「コミュニケーションを広げていく」状態まで回復していないということなので、無理して人と会うのは避けるべきです。

人と会う、人と話すのは、想像以上のエネルギーが必要ですから、無理に人と会うと、見舞い客が帰ったあとに「どっと疲れた」ということが起きます。

「人と会いたい」という気持ちが出てきたなら、それは病気がかなり改善している証拠です。無理のない範囲で、家族、友人、知人との交流を少しずつ増やしていきましょう。

「人と会って楽しい！」と思えれば、オキシトシンが分泌されているはずです。コミュニケーションはあなたの病気の改善を、後押ししてくれるのです。

「人に話す」「日記を書く」「感情を書き出す」「笑う」「コミュニケーション」。

これらを一言でまとめると、「表現する」ということです。

孤独になって、1人で病気と闘っていても病気はよくなりません。「つらい」「苦しい」を1人で我慢していても病気は治らないのです。

人と話す、自分の心の内をアウトプットし、表現する。コミュニケーションによって癒やされ、楽になることはたくさんあります。また、そうすることで、自分自身を客観視できるようになります。

さらには、「表現する」ことで、「なかなか治らない」を乗り越えて、「受容」に進むことができます。

「表現する」と病気は治るのです。

第５章のまとめ

小さな病状の浮き沈みに、一喜一憂しない。

感情を言葉で表現する。「話す」「書く」でガス抜きをする。

日記を書く。言葉で表現することを習慣にする。

闘病記など、自分の病気についての本を読む。

今日の調子、気分を１００点満点で記録する。

笑う。日々の生活に笑いを増やす。

交流する。人と会う。コミュニケーションを増やす。

第6章

EMOTION

家族が「寄り添う」と病気は治る

CONTROL

家族は病人とどう接したらいいか

「家族の対応」次第で状況は大きく変わる

「孤独」や「怒り」などを引き起こす否認のステージでは、患者さん本人も大変ですが、いちばん大変なのは家族です。**ほとんどの否認は時間が解決してくれますが、家族の対応が悪いと長引かせてしまいますし、家族の対応がよければ短縮することもできます。**

ここでは、「孤独」や「怒り」などで対応が困難な患者さんに対して、周囲の人たちはどのように対応、対処すべきかについて説明していきます。

なお、ここで言う「周囲の人たち」とは、主に患者さんの「家族」ですが、「職場の人」「医者・看護師などの医療関係者」「ソーシャルワーカーや保健師さんなど役所、保健所、公的機関の人」、さらに友人や知人が病気になったときなど、幅広く応用できる話になっています。

家族が最初に苦労するのは、患者さんが病院に行かない、医療的な支援を拒否するときです。孤独の心理に陥った患者さんが心の扉を開かないと、病気の治療はスタートしません。

「あいさつ」するだけで心の扉が開く

否認や拒否が強い状態の患者さんは、「心の扉」がきつく閉じています。

まずは、患者さんの「心の扉」を少しだけでも開けてもらうことです。

そのために最も重要なのは、「あいさつ」です。

精神科に入院した患者さんを詳しく観察していると、3つの段階に分類できます。

入院直後の患者さんに「おはようございます」とあいさつをしても、ほとんどの方が無言のままです。この「あいさつをしても返ってこない」が、第一段階です。

それでも毎日「おはようございます」と言い続けると、そのうち「おはようございます」が返ってくるようになります。「あいさつをすると返ってくる」が、第二段階です。

この変化はとても重要です。患者さんが心の扉を少し開き、孤独の状態を脱したことを意味します。

さらに患者さんの病状が改善し、退院が近づく頃には、私が病棟に入った瞬間に、患者さんのほうから「おはようございます」と言ってくれるようになります。「自分からあいさつをしてくれる」が第三段階です。

ここまで来ると、退院は間近です。積極的に自分から人と接していきたいという気持ちが生まれ、前向きになり、人と接することで、「コミュニケーションによる癒やし」を得ていきます。

このように、**あいさつには、患者さんの病状と心の状態が見事に反映されるのです。**

もし、心をまったく開いてくれない患者さんがいても、あいさつを続けることは、非常に大きな意味を持ちます。会うたびに笑顔であいさつしていれば、そのうちあいさつを返してくれる日が必ず来ます。

あいさつの3つの段階は、患者さんに限らず、すべての人に応用できます。職場であなたを嫌う人も、とりあえず「あいさつ」を返してくれるのなら、最悪のレベルではないということです。また、あなたに積極的にあいさつしてくれる人は、あなたに対して心を開いている証拠です。

焦らないで待つ！「引きこもり」が治った

孤独の心理に陥っている患者さんと接する場合、「タイミング」がとても重要になります。

多くの人たちは、自分の都合のよい時間に患者さんを訪問したり、自分のタイミングで患者さんにアプローチしたりするのですが、それは「患者さんにとってよいタイミング」とは限りません。

わかりづらいので、具体的な例を出しましょう。

6カ月以上も部屋に引きこもり、学校に行かないだけではなく、外出すらしなくなった高校生のF君。母親が心配し、一人で来院。相談に乗り、引きこもりへの一般的な対応、対処法についてお伝えしました。

数カ月後、「調子がよさそうな日があれば、一度病院に来てほしい」という私のメッセージを母親からF君に伝えてもらいました。すると、1カ月後にF君が母親と一緒に来院したのです！　これには、私もビックリしました。ここ数カ月、外出すら一度もしなかったF君が、意を決して病院に足を運んでくれたのです。

完全に孤独な状態に半年以上もいたF君。「相談したい」という気持ちがどこかにあったのでしょう。私のいくつかの質問に、言葉を選びながら、ゆっくりと答えてくれました。

小一時間ほど話をして、私は言いました。「月1回でいいので、通院しませんか？」

F君は、通院には強い拒否を示しました。この日に何カ月かぶりの外出ができたばかりで、私とも初対面だったのですから当然でしょう。

そこで私は、作戦を変更しました。

「私の外来は月・水・金の午前中です。もし何かあれば、この日であれば、いつでも相談に乗ります。気楽に来てください」

そのとき、F君は無言でした。

それから、2カ月ほどしたある日、ふらりとF君が現れました。

「気が向いたので、最近の様子を話したくて来ました」と言うのです。

これにはビックリしました。「相談に来てください」とは言いましたが、ダメでもともとだと考えていたからです。こんなに早く来てくれるなんて、思いもしませんでした。

F君は、最近、少し外出できるようになった、家族と一緒にご飯が食べられるようになったという、とても前向きな報告をしてくれ、私はホッとしました。

心の扉をこじ開けようとすればするほど、開けられる側は意固地になって強く閉じてしまうものです。

医者やコメディカル、行政、家族のタイミングではなく、「患者さん本人のタイミング」を待つことで、必ず扉は開きます。

大切なのは、「いつでも相談に乗ります」というウェルカムな姿勢を明らかにしておくことです。そして、患者さんが動いたとき、受け止められるようにしておくことです。

なにより、本人を急かさない。「待つ」という姿勢が、とても大切です。

愛情や友情が深いほど「すぐに治してあげたい！」と焦ったり、力が入ったりしてしまいます。「焦らないで待つ」ことも、非常に治療的な関わりなのです。

病気や患者と闘わない
～「否認」のときの家族の処方箋～

患者さんや病気と闘わない

病気になった患者さんは、医者だけでなく家族をはじめ周りに対しても「否認」の状態に陥ります。

このとき、患者さんを支える家族として、気をつけることがあります。

「否認に対する家族の処方箋」を3つ紹介しましょう。

否認に対する家族の処方箋 1　動揺しない

A男さんが自殺未遂で救急車で運ばれてきました。幸い命に別状はありませんでしたが、病状を説明するために妻のB子さんに来てもらいました。私は2人を前に「A

男さんはうつ病です」と説明しました。

その瞬間、B子さんは泣き崩れました。

「どうしてこんなことになったの！　なぜ、今まで黙っていたの⁉」

B子さんは、夫がうつ病で苦しんでいることをまったく知らなかったので、「夫がうつ病で自殺未遂をした」という事実に直面して、泣き出してしまったのです。

このときのB子さんの取り乱しぶりと、そのときのA男さんの「どうしていいかわからない」非常に困惑した表情が印象的で、20年ほど前のことですが、ありありと覚えています。

このときのB子さんのようなあからさまな「感情反応」は、患者さん本人の前では避けるべきです。

病気になった患者さんは、ただでさえ「家族に迷惑や心配をかけたくない」という気持ちを強く持っています。

家族が泣いたり、取り乱したりする様子を目の当たりにしたらどう思うでしょう？「これ以上家族に心配や迷惑をかけてはいけない」と強く思うはずです。そして具合が悪くてもそうは言わないし、痛くてもそのことを言わなくなり、ついには病気のことを家族に相談しないようになってしまいます。

表現は癒やしです。逆に「苦しい」「つらい」「痛い」と言えない状況は、過大なストレスにつながります。結果として、「我慢する」「心を閉ざす」モードに入ってしまい、「孤独」を強めてしまいます。

家族の動揺は百害あって一利なし。

家族が動揺すると、患者さんにも動揺が伝わり、不安は余計に強まります。

患者さんの病状が悪化して心配な気持ちはわかりますが、家族が動揺せず、感情的にならずに、落ち着いて行動することで、患者さんの不安は取り除かれるのです。

否認に対する家族の処方箋2　焦らない

「否認」は、通常、患者さん本人に表れるものですが、家族に強く表れる場合もあります。

自分の子どもが病気になった！　何とか治さないと。できれば、この地区でいちばんよい病院で診てもらいたい。この病院、この医者で大丈夫か？　もっと大病院で診てもらわないと。副作用が出る薬を出す医者は信頼できないから、病院を変えよう！

患者さん本人は、「ここで治療しよう」と思っているのに、明らかに動揺した親や家族が「ここの病院はダメだ」「この医者はダメだ」「看護師の対応は最低だ」と、患者さんにマイナスの情報を吹き込み、「もっといい病院があるから」と半ば強制的に転院を希望するケースが時々あります。

せっかく患者さんと医者の間に信頼関係ができはじめていても、こうした家族の反応が、それをすべて台無しにしてしまいます。

医者と家族との間で、患者さんが板挟みになって、過大なストレスを感じてしまう。こうなると、病気の治療どころではありません。というか、病気を悪化させています！

もちろん、家族に悪気はありません。「心から心配している」からこそ、扁桃体が過剰に興奮して、恐怖や不安に支配されて、正しい判断ができなくなっているのです。

患者さんは、強い不安に襲われていることがほとんどです。そんなときに、家族が焦ったり、ジタバタしたりしてしまうと、余計に患者さんの不安を強めてしまいます。火に油を注ぐようなもので、結果として病気の治りを妨げてしまいます。

家族の心が安定していると、患者さんの治りは圧倒的に速いです。

否認に対する家族の処方箋 3

患者さんと闘わない

家族や医療関係者、行政関係者などが、否認の強い「怒り」や「孤独」の状態の患者さんと関わる場合、患者さんと闘ってしまうことがしばしばあり、最悪の結果をもたらします。

患者さんは、「敵」ではありません。ですから、患者さんと敵対関係になってはいけないのです。

医者が患者さんに入院をすすめます。患者さんは、入院を拒否します。そうすると、家族が「何で入院しないんだ！　今すぐ入院しろ！」と、感情的になってしまい、患者さんと家族との間で大喧嘩がはじまります。患者さんは、さらに感情的になって、「絶対に入院しない」と意固地になる。入院拒否を強めるのです。

患者さんと闘ってはいけません。

「闘う」モードに入ると、「怒り」「恐怖」「不安」が働き、扁桃体が興奮します。患者さんはより意固地になり、こちらの提案を絶対に受け入れなくなってしまうのです。

また、感情は伝染します。家族や患者さんに関わる人たちが、「怒り」「恐怖」「不安」を感じてしまうと、患者さんに悪影響を与え、余計に否認を強めてしまいます。

患者さんを説得するためには、患者さんを「安心」させればいいのです。

目の前にいる患者さんを安心させる態度で、安心させる言葉をかけていく。

一度で無理ならば、日をおいて、二度三度。

「患者さんを何とかしなければ」と支配しようとしてはいけません。操作、操縦しようとするほどダメです。

患者さんとは闘わない。患者さんの心に「寄り添う」だけでいいのです。その気持ちが伝われば、患者さんは「敵」ではなく「味方」と認識します。

そして「安心」するのです。

治療初期の家族や周囲の人の対応をひと言でまとめると、「ジタバタしない」こと。

患者さん本人だけではなく、家族も病気と闘わないことが、患者さんの病気を最も早く治す近道なのです。

必死になりすぎない
～「受容」を支える家族の処方箋～

白血病の少女に何もできなかった……

病気になった患者さんは時間をかけて「否認」の状態から、やがて「受容」の状態に切り替わっていきます。

家族として、どうあるべきか、「受容へ向けた家族の処方箋」を紹介しましょう。

受容へ向けた家族の処方箋 1
「寄り添う」だけでいい

家族ががんなどの重病にかかったとき、「自分は家族のために何もできない」という無力感にさいなまれて、自分を責めたり、落ち込んだりすることがよくあります。

そんな人に見てほしい映画が『永遠の僕たち』です。

両親を交通事故で亡くし心に傷を負った少年イーノックは、初々《ういうい》しい少女アナベルと電撃的に出会います。たちまち恋に落ちる2人。しかし、イーノックは、アナベルががんを患い、余命数カ月であることを知ります。

なげやりに生きていたイーノックは、以前より「死」にとらわれていましたが、アナベルとの出会いによって、少しずつ変化していきます。「生」を意識し、「生」の喜びに気づいていくのです。

一方、「死」が迫るアナベルは、今、この一瞬を大切に必死に生きようとします。

病気を感じさせない、アナベルの屈託のない笑顔を見ていると、胸が張り裂けそうになります。

高校生ほどの若い2人が、「死」をどのように受け止めるのか。最後の15分は、涙で画面が見られなくなりました。

病気が進行し、アナベルの命は短くなっていく。しかし、イーノックには何もできません。ただ、一緒にいるだけ。「寄り添う」ことしか彼にはできないのです。

彼女のために、何もできない自分を責め、怒りを爆発させます。

この映画を見ている途中に、20年前の記憶が、突然鮮明に蘇りました。アナベルと年齢も病気もほとんど同じ少女を受け持っていたことを思い出したのです。

精神科医になって2年目のこと。

16歳の白血病の少女がうつ状態になって自殺も考えるようになり、私がカウンセリングをすることになりました。白血病が悪化すれば、いつ亡くなってもおかしくない状態です。余命は1年か、それとも数カ月か。

16歳という若さ。ここ数年は入退院の繰り返しで、学校にも行けない。友達もほとんどいません。そんな状態ですから、うつにもなります。

私は「何とかしたい」と思って、彼女の話に必死に耳を傾けますが、彼女の口からは当然ネガティブな言葉しか出てきません。私はいろいろな話をしますが、死にゆく少女の気持ちを明るくする言葉など、存在するはずがないのです。

無言の時間もありましたが、私ができるのは、ただ一緒にいることだけでした。

そんなカウンセリングとも言えないカウンセリングを半年ほど続けたある日。彼女の診察の曜日なのに、外来カルテがきていないことに気づきました。

「おかしいな」と思い、小児科病棟に足を運ぶと、彼女がいたベッドは空になっていました。

看護師に聞くと、病状が急変し、昨日亡くなったとのこと。その前の週は、元気で笑顔も見られたのに……。まったく予期しない、少女の突然の死に、私の胸にポッカリと大きな穴があいたのです。


私は、彼女のために何ができたのだろうか？　結局、何の助けにもならなかったのではないか？　と、自責の念にかられました。何年も心の底にその無念さは焼きついていました。

それから20年が経ち、『永遠の僕たち』を見ながら思ったのです。

あのときは、「寄り添う」ことしかできなかったけれども、「寄り添う」だけでよかった！　と。

「死」に直面して、圧倒的な孤独の中で、誰か寄り添ってくれる人がいる。ただそれだけで、大きな救いになるのです。

私が彼女と最後に会ったとき、彼女は「笑顔」を見せていました。今もその表情がクッキリと頭に焼きついています。「うつ」で暗い表情だった彼女が、「笑顔」を見せるほどになったのですから、私のカウンセリングも無駄ではなかった。20年以上経って、ようやくそう思えるようになりました。

精神科医の私でもこのように強烈な「無力感」に襲われ落ち込むわけですから、多くの家族はもっと強烈な無力感に襲われ、もっと大きく落ち込んでいるでしょう。

何もできない。何もしていないようで、実はそうではないのです。

無言でもいいから、患者さんのそばにいることがとても重要です。寄り添ってくれる人がいるだけで、患者さんは「孤独」ではない。孤独は最大の「苦痛」ですから、寄り添うことは、患者さんにとって最大の「救い」になるのです。

「寄り添う」ことが重要だと言われても、具体的に何をしたらいいのかわからない人が多いでしょう。そこで、「寄り添う」ための具体的なコツを5つお伝えします。

1　適度な距離感　遠すぎず、近すぎない

ほとんどの人は心理的距離が近すぎるので、本人から嫌がられます。あなたの「寄り添い」は必要ですが、**距離が近すぎると本人は疲れるし、反発を態度に出してしまいます。**

自分にとって「やや遠い」くらいの距離感が丁度よいのです。

2 共感し、傾聴する

「○○したらいい」「○○しなさい」など、指示、助言、アドバイスは不要です。**共感し、傾聴するだけでいい。**余計なことは言わずに、聞いてあげるだけでいい。

本人が欲しいのは、「アドバイス」ではなく、安心です。

3 言葉より態度、表情

患者さんにとって「なぐさめの言葉」は、「お節介」と感じやすいもの。「何か安心させることを言わないと」と思うほど逆効果です。あなたが笑顔で、ゆったりとした雰囲気でそこにいるだけで、本人は安心します。

言語的コミュニケーションよりも、非言語的コミュニケーションのほうが効果的であり、大きな意味を持ちます。

4 ウェルカムな態度で「相手のタイミング」を待つ

あなたが今、「何かをしてあげたい」という気持ちなのはわかりますが、本人は「今は何もしたくない」ことが多いものです。しかし、いずれどこかのタイミングであなたの助けが必要となることもあります。

ですから、「困ったら相談して」「何かあったら電話して」くらいのスタンスであり続けるとよいでしょう。実際、しばらくしてから、本人からしてほしいことを言ってくることは少なくありません。

「相手のタイミング」がそのうち来ます。ただそれは、多くの場合、「今」ではないだけなのです。

5 観察する

相手が無言だったり、言葉数が少なかったりすると、気持ちがわからず不安になるのが人間です。

相手の気持ちは、言葉ではなく「観察」によって情報を得ましょう。

自分と一緒にいてうれしいのか、迷惑なのか。適切な距離感や接触頻度（回数）なども、相手の表情や態度など、非言語的なサインとして表れています。

口では「大丈夫」と言いながら、心理的にボロボロの状態なときもあります。言葉以上に、非言語的なサインをしっかり観察することが大切です。

受容へ向けた家族の処方箋2
看病、介護は7割の力でやればいい

「何もできないならせめて」と、誠心誠意、看病や介護をする人も多いですが、病気が長引くと、「看病、介護の負担」が重くのしかかります。

最初の数カ月や半年は大丈夫ですが、それが1年を越えて、さらに「いつ治るのか？」がはっきりしない、認知症のように将来の見通しが立たない介護の場合は、「この地獄がいつまで続くのか……」という、「抜けないトンネル」の心理に陥ります。

人間は「期間限定の苦しみ」にはかなり耐えられますが、いつ終わるかわからないエンドレスな苦しみには弱いのです。

終わりのない介護に苦しんだ末の「介護自殺」や介護していた相手を殺してしまう「介護殺人」などの悲惨な事件も発生しています。

介護に疲れ、うつ病に陥る方を診察することもよくあります。そんな方への私のア

ドバイスは「介護は7割の力で」です。

こう言われると、「そんな手抜きのようなことはできません」と思う人も多いでしょう。日本人は真面目なので、つい「全力」でやってしまうのですが、だから長続きしないし、うつ病になるのです。**「手抜き」ではなく、「ペース配分」です。**

介護は、長距離を延々と走り続ける、マラソンのようなものです。

最初の1キロを全力で駆け抜けるマラソン選手がいるでしょうか？ そんなことをしたらすぐにバテて、走れなくなってしまいます。7～8割くらいの力で、常に余力とスタミナを残して、ペースを考えて走り続けるのがマラソンです。

介護も同じです。全力で介護すれば数カ月で燃え尽きます。マラソンの最初の1キロをダッシュで走るのと同じことなのです。

週1回のリフレッシュで介護が楽になる

40代女性のA子さん。認知症の義父の介護を献身的に1年以上続けていましたが、「もうこれ以上の介護は無理」と精神科を来院されました。

A子さんは、診察室に入ってきた瞬間にうつ状態とわかるほど、暗く、落ち込んでいました。

「介護は7割の力で」とアドバイスし、週1回ヘルパーさんに介護を手伝ってもらうように指示しました。さらに、ヘルパーさんが来る日は、気分転換のための外出をするように伝えたのです。

ヘルパーの定期的な訪問が始まりました。その時間を使って、A子さんはお友達とお茶をしたり、買い物に行ったりするようになりました。1カ月後に来院したA子さんを見て驚きました。初回とは別人の、明るい笑顔で診察室に入ってきたからです。

「たった週1回の外出でも、こんなに気分転換になるのですね。〝介護は7割でいい〟その言葉で救われた気がします」と言いました。

薬も処方せずに、たった1カ月でうつ状態がスッキリと治ったのです。

家族が介護、看病にあまりにも必死になりすぎて、うつ病になったり、身体の病気になったりすることはよくあります。

患者さんに「寄り添う」家族は、マラソンの伴走者のようなもの。決して全力では走らない。7割の力で走ることが、より長く走り、完走する秘訣なのです。

第6章のまとめ

笑顔で「あいさつ」すると、心の扉が開く。

（家族の病気について）動揺しない。ジタバタしない。

（家族の病気がなかなか治らなくても）焦らない。

患者さんを急かさない。患者さんのタイミングを待つ。

患者さんと闘わない。感情的にならない。喧嘩しない。

何もしなくていい。本人に「寄り添う」だけでいい。

介護は7割の力でやればいい。

第7章

EMOTION

「感謝」で病気は治る

CONTROL

「感謝」の言葉は病気を治すエネルギー

暴力が「ありがとう」に変わった！

私にとって決して忘れられない患者さんがいます。

医者になって7、8年目の頃に出会ったAさんです。


双極性障害を患う30代男性のAさん。

滅多に病院に来ず、母親が相談に来ては、薬をもらって帰っていくのが常でした。

ところが、Aさんはその薬を飲んでいなかったようで、躁《そう》状態がどんどん悪化していきました。

自宅の家具を壊すなどといった、暴力行為も出てきたといいます。

そんなある日、Aさんが父親と母親に連れられ、めずらしく病院にやってきたので、診察しました。

しかし、何を言っても聞き入れず、それどころか、すごい剣幕でまくしたててきました。言葉も荒々しく、今にも殴りかかりそうな勢いで、暴力行為で人を傷つけてもおかしくない状態でした。

入院をすすめましたが、了解するはずもありません。仕方がないので、医療保護入院という強制入院の形をとりました。本人は、その処置に激怒。男性看護師数人がかりで病棟へ連れて行ってもらったのですが、移動中も、彼は私に怒鳴っていました。

「入院させやがって。ぶっ殺してやる！」

入院生活が始まってからしばらくの間は、薬を飲まなかったり、病棟内でトラブルを起こしたりしていたAさんでしたが、次第に心を開き、薬だけはきちんと飲んでくれるようになりました。

3カ月後、退院の日が来ました。

母親とともに病棟を出ていくAさんを、私と看護師数人で見送ります。するとAさんが、うやうやしく頭を下げてこう言ったのです。

「どうも、ありがとうございました」

いつもぶっきらぼうで、トゲのある態度で接し、入院時に恫喝《どうかつ》ともとれるような言葉をぶつけ、大暴れしていたAさんが、3カ月の間に、「ありがとう」という感謝の言葉を言えるまでによくなっていたのです。

人間は、ここまで変わるのか……。

「感謝」と「癒やし」は間違いなく連動している、と感じた瞬間でした。

「他者貢献」で寿命が7年伸びた！

「はじめに」でも登場した、映画『ダラス・バイヤーズクラブ』のその後のお話を紹介しましょう。

突然、エイズで「余命30日」と宣告された主人公、ロン。

延命のため、アメリカでは未承認のエイズ薬をメキシコに買いに行きます。

薬が効いて調子がよくなったロンは、その薬を密輸し、アメリカに山ほどいるエイズ患者に売れば儲かるだろうと考え、新しいビジネスをはじめます。

そこで立ち上げた会員制のエイズ薬購入団体が「ダラス・バイヤーズクラブ」です。

最初こそ、「金儲け」を目的としていたロンでしたが、その薬がたくさんのエイズ患者を救っていること、彼が販売する薬を命のよりどころとしている人たちが山ほどいることなどに気づきます。それからは、「人助け」「社会貢献」を目的としたものへと変わっていきます。

しかし、未承認のエイズ薬の輸入と販売は、明らかな法律違反。ロンたちは、FDA（アメリカ食品医薬品局）に目をつけられ、家宅捜索を受け、薬はすべて押収されてしまいます。

それでも、ロンは輸入と販売を続けました。さらに、代金を払えないという会員に対して薬を配るようにしたのです。彼の資金はどんどん減っていきました。そして、資金が底をつきそうになったあるとき、ロンは言ったのです。

「俺の車を売れ」

身も心もボロボロになりながら、彼は最後まであきらめませんでした。

さらには、多くのエイズ患者が薬を手に入れられるよう、未承認であったこの薬の承認を求め、FDAを相手に法廷闘争に入ります。すべてはエイズ患者のためでした。最後、自己犠牲の精神で、エイズ患者のための献身的な活動に突入していくところが、実に感動的です。

この映画は、実在の人物、ロン・ウッドルーフが「余命宣告」を受けてからの7年間の話です。

「余命30日」と言われた男が、7年も生きたのです。

当時は、エイズに有効な薬はほとんどなく、一度発症したら、半年、1年で命を落とすというのが常識でした。そんな難病にかかりながらも、ロンはどうして奇跡的に7年も生きられたのでしょう？

それは、彼が他者貢献の「感謝のステージ」に入ったからだと私は考えます。

感謝の言葉を発するだけで「感謝のステージ」に入る

病気がよくなってくると、患者さんは「感謝」の言葉を口にするようになります。
医者、看護師などの医療スタッフ、自分を支えてくれた家族、友人や会社の仲間などに対して、感謝の言葉を述べるようになり、さらには、今まで「敵」であり「闘う対象」であった「病気」に対しても、「病気になったおかげで、自分の人生を見直すきっかけになった。病気になってよかった」と考えます。

そうすると、回復がさらにスピードアップし、退院、あるいは社会復帰に向けた行動に拍車がかかります。

最初は「あいさつ」しても無視していた患者さんたちが、時間が経つとともに「感謝」の言葉を口にするようになり、その後は急スピードで症状が改善していく。今まで数え切れないほど、そういう患者さんを診てきました。

「感謝の言葉」「感謝の態度」は病気がよくなったから出てくるものですが、感謝することでより症状が改善し、病気が回復します。**自分が発する「感謝」の言葉は、病気の回復に向けて、ラストスパートを後押しするエネルギーになるのです。**

私は、病気の回復過程の最後の段階を「感謝のステージ」と呼んでいます。

人に感謝し、感謝の言葉を発し、「感謝のステージ」に入ることが、病気を治すための近道と言えるのです。

「症状改善」が先か、「ありがとう」が先か

「感謝」することで病気が治るのか。それとも、症状が改善して精神的に余裕ができたから、感謝の言葉を言えるようになったのか。どちらが先なのでしょう？

先ほど述べたAさんの退院前の様子を詳細に思い出してみると、退院の少し前くらいから、Aさんの態度や表情がとてもやわらかくなっていたり、こちらからあいさつしても黙っていることが多かったのに、Aさんから「おはようございます」とあいさつしてくれることが増えていたことに気づきました。

Aさんが最初、私に対して「恨み」や「怒り」の感情しか持っていなかったことは明らかです。しかし、入院生活が数週間続くうちに、「仕方がない」と薬を飲むようになり、症状がよくなり、気分が楽になり、いら立ちも嘘のようになくなっていったのでしょう。そして、「感謝のステージ」に入り、自分からあいさつできるようになり、そこから急速に症状が改善し、退院に至った。私はそのように分析しました。

つまり、「症状改善」が先か、「ありがとう」が先かの答えは、「ありがとう」が先と言えるでしょう。「ありがとう」を言うことで、症状の改善がさらにスピードアップして治癒に至るのです。

先だって、感謝すると病気が治る、だから積極的に感謝しましょう、という記事をSNSに書いたところ、「病状が悪いのに、感謝できるはずなどない！」というコメントをいただきました。この意見は正しいと思います。

「病気がひどくても感謝しなさい」とは言いません。

感謝するためには、「否認→受容→感謝」のステップを踏む必要があります。

「否認」の状態にある患者さんは、病気と闘うことでいっぱいいっぱいですから、感謝する余裕がないのは当たり前です。このとき、意識は「自分」と「病気」にしか向かないので、家族や周囲の人が、自分のことを気遣い、心配してくれていることにも気づきません。この状態で感謝することは無理です。

「感謝なんて無理」と思うときは、「否認」の状態にいるということです。まずは、この状態を乗り越え「受容」のステージを目指しましょう。そうすると、周囲の人の「支え」や「愛情」「友情」も見えてきます。

そこでようやく感謝ができるようになると、病気は一気に「治癒」に向かうのです。

「感謝のステージ」で起こる4つの変化

「おかげ」で前向きになれる

「感謝のステージ」に入ると、どのような変化が患者さんに起きるのか。もう少し詳しく説明しましょう。

1　周囲の人に自然と感謝の言葉が出る

医師、看護師、カウンセラーなどの医療スタッフ、病院の事務や受付の人。支えてくれている妻や夫、親や子どもなど家族。あるいは、気遣ってくれた会社の上司や同僚や後輩。励ましのメールや気遣いの電話をくれる友人たち。信仰のある人であれば、神や仏に対する感謝の思いが出てきます。

そして、自分の周りの人たちに対して、意識せずに自然に「ありがとう」や「おかげ」などの言葉が出るようになります。

「先生のおかげ」「妻のおかげ」「薬のおかげ」「会社のサポートのおかげ」。この「おかげ」は感謝の気持ちがあって出てくる言葉です。

「感謝のステージ」に入ると、このように「おかげ」という言葉が多くなります。

2 病気に対し感謝の気持ちを持つ

様々な難病を克服した人の手記を読むと、次のようなことがよく書いてあります。

「病気になったおかげで、自分の人生を見直すことができた。今までは、仕事中心であまりにもバリバリやりすぎ、自分を見失っていた。病気のおかげで、そんな自分の方向性を変えようと気づかせてもらった。病気になってよかった」

ここまで言うようになれば、「感謝のステージ」もピークまで来ています。

「否認のステージ」では、病気は決して受け入れることのない「敵」、排除すべき存在だったはずです。**敵であり、完全に「ネガティブな存在」だった病気が、「病気のおかげ」という、「ポジティブな存在」へと変化するのです。**これが、本物の「感謝のステージ」です。

3　前向きに生きられるようになる

「先生のおかげ」「妻のおかげ」「主人のおかげ」「病気のおかげ」「薬のおかげ」。いろいろな人のサポート、支えと手助けがあって、今の自分は生かされていることに気づくことで、「これからは身体を大切に、そして家族も大切にして、生きていこう！」などと、考え方が非常に「前向き」に変わります。

ネガティブのかたまりだった「否認のステージ」のときと比べると嘘のようで、同じ患者さんとは思えないほどです。

「苦しい」が「楽」に。
「不安」が「安心」に。
「ネガティブ思考」が「ポジティブ思考」に。
「しかめっ面」が「笑顔」に。
「自己否定」が「自己肯定」に。

他人の「悪口」が、心からの「感謝」に。

このように、すべてが前向きでポジティブに変化していきます。

これが感謝のパワーです。

「病気を治す」ことではなく、「よりよく生きる」「楽しく生きる」ことが人生の目標となります。病気に対するとらわれも、執着もありません。

ここまで来ると、病気の症状、検査数値の異常などが多少は残っていたとしても、心のあり方としては、極めて健康。ほとんど「治っている」と言っていいでしょう。

4 人のために生きるようになる

精神科入院病棟の談話室で、もうすぐ退院の患者さんが、入院したばかりの患者さんに、入院生活の指南をしている場面を見かけます。

イライラするときはどうしたらいいのか？ 眠れないときはどうしたらいいのか？など、自分なりの病気の乗り越え方を、他の患者さんにアドバイスしているのです。

「否認のステージ」では、人のことを考える余裕などまったくなかった患者さんが、他の患者さんのために、「自分の経験を他の人にも活かしてほしい」と、自分の経験を話し、伝えるという行為は、病気に対する執着から逃れて、病気に対して、冷静に観察できるようになっているからこそ、できることです。

こうなると、単なる「感謝」を超えて、「社会貢献」「他者貢献」「利他」のステージにあると言ってもいいでしょう。

アルコール依存症の人たちが通う「断酒会」というものがあります。あるいは、AA（アルコホーリクス・アノニマス、直訳すると「無名のアルコール依存者たち」）という自助グループもあります。

こうした断酒会や自助グループの主催者（あるいはリーダー）は、元アルコール依存症の患者さんです。昔は毎日酒を飲み、そのせいで仕事を失い、家族を失い、全財産を失った。そんなひどい体験をしている方もいます。

そうした自分のつらい経験があるからこそ、自分の経験を他のアルコール依存症の患者さんに伝えたいと、「断酒会」や「自助グループ」のリーダーを買って出ているのです。こうした人たちは、**「感謝のステージ」を超えて「社会貢献のステージ」に入っていると言えます。**

自分の経験を、他の人のために活かしたい！　と「感謝のステージ」からさらに「他者貢献のステージ」へと向かう人は、非常に多いのです。

ボランティア活動をする人は元気で長生きする

マザー・テレサは、87歳で亡くなりましたが、80歳を越えてもまったく年齢を感じさせずに、世界中を回り、病気で苦しむ人々や、貧しくて生活が苦しい人々などを励まし、勇気づける活動を精力的にこなしていました。

人のために活動する人は、なぜ元気なのか？

「ヘルパーズ・ハイ」という言葉があります。**ボランティア活動や人を助ける活動をしている人たちは、そうでない人と比べて非常に活動的でテンションも高い。**そうした状態を指す言葉です。

メアリー・メリル博士の研究によると、ボランティア活動をする人は、ボランティア活動をしない人に比べ、モチベーションが高く、活動的で、達成感や幸福感を強く感じており、心臓疾患の罹患率が低く、平均寿命が長い。「ヘルパーズ・ハイ」は実際に存在し、そうした人たちは健康的で長生きしていることを明らかにしました。

英国のエクセター大学の研究では、公表論文40件のデータを分析し、ボランティア活動をする人の死亡リスクはしない人のそれに比べて20パーセント低いという科学的根拠を見出しました。また、ボランティアをする人はしない人に比べて、抑うつレベルが低く、生活満足度、幸福度が高いという結果も出ました。

また、米テキサス大学の3617人を対象にした、心の健康とボランティア習慣の調査では、ボランティアをした人は、しなかった人よりもうつ状態が少なく、65歳以上ではその傾向がさらに顕著でした。

実際、ニューヨーク州では、現在多くの精神医療施設で、うつ病患者に自助グループでの奉仕活動をすすめています。

他にも多くのデータが、ボランティア活動が、心と身体両方の健康状態を改善し、長寿につながる可能性を示唆しています。

「他者貢献」が健康の秘訣！

米ミシガン大学の「ボランティアの動機」と「死亡リスク」についての研究では、ボランティアをする度合いが多い人のほうが死亡リスクは低いという結果が得られています。同じようにボランティア活動をしても、自分のため、たとえば人と触れ合いたい、家にいたくない、自分の問題から逃げている、自分を試しているといった理由を挙げた人は、死亡リスクが高く、非ボランティアと差がありませんでした。

ボランティア活動をするか、しないかではなく、**「他者貢献」の精神が、死亡率や健康に影響を与える**可能性を、この研究は示唆しています。

このように、他者貢献のボランティア活動をする人は、しない人に比べて、次のような特徴があることが、たくさんのデータによって明らかにされています。

- **心臓疾患など各種疾患の罹患率が低い・平均寿命が長い（身体的に健康）**
- **うつ病が少ない、抑うつのレベルが低い（精神的に健康）**
- **より活動的・達成感や幸福感を強く感じている（精神的に健康）**

ボランティア活動をする人は、「感謝」が多いのです。

「感謝の効果」は科学的に証明されている

感謝は痛みを減らし、健康にする

最近の目覚ましい脳科学の進歩によって、「感謝する人は病気になりにくい、長生きする、病気の回復が早くなる」といった研究結果が多数報告されるようになりました。

感謝と「うつ」に関する研究によると、うつ傾向の強い人ほど周りの人や物にあまり感謝せず、うつ傾向の弱い人は感謝する傾向があるそうです。

感謝とうつはシーソーのような関係で、感謝すると落ち込みにくく、落ち込むと感謝の気持ちを持ちにくくなります。

感謝の気持ちを抱くと、脳内にエンドルフィンが分泌され、痛みの信号をブロックします。エンドルフィンには末期がんなど激しい痛みに対して使われるモルヒネの6・

5倍もの鎮痛効果があるのです。

カリフォルニアのサンルイス病院が、病気やケガなどの明確な原因がないのに痛みが続く病気の患者に、ありがたいと感じていることに対し、深く感謝する瞑想を4週間実践してもらったところ、明らかに痛みが減ったそうです。

ある研究によると、「感謝すべき出来事」を数えるグループ（感謝グループ）と、「不満」を数えるグループ（不満グループ）に分け、週の最後にそれぞれ5個をリストアップする作業を10週間続けてもらいました。

そして、10週間後に両者の幸福感を比べたところ、「感謝グループ」が「不満グループ」よりも、幸福感が25パーセントも高くなっていました。

さらにこの実験では、身体の健康度についても調べていますが、「感謝グループ」は「不満グループ」よりずっと病気の症状が少なく、しかも、90分も多く運動していました。健やかな心は、健やかな行動を促すのです。

与えられているものに感謝するだけで、心身ともに健康になり、さらに幸せになることができるのです。

同じ研究で、実験期間中に「人を助けたり精神的に支えたりしたか？」という質問をしたところ「感謝グループ」の多くの人が「イエス」と答え、友人からも「あなたはやさしくなった」と言われていました。

つまり、感謝するだけで、親切の習慣が身につき、周りの人から好かれる温かい人になったと言えます。

このように多くの研究成果が、「感謝すると病気が治る」「感謝すると健康になる」ことを示しているのです。

感謝の脳内物質「エンドルフィン」

「感謝」に関連して、私は2つの物質が重要であると考えます。

1つ目は、脳内麻薬ともいわれる「エンドルフィン」です。

エンドルフィンは、感謝されるとき、感謝するときの両方で分泌されます。

エンドルフィンは、走っているとき、激痛を感じているとき、油脂やチョコレートを食べているときにも分泌されるのですが、それらと比べて「感謝されたとき」の分泌量が、圧倒的に多いのです。

エンドルフィンには免疫力を高め、身体の修復力を高める効果もあります。さらにがんと戦う免疫機能を担う「NK活性」を高める作用もあり、抗がん作用も確認されています。

また、エンドルフィンは、活性酸素を撃退する働きがあるので、出せば出すほど体調がよくなり、健康的になり、若々しくなります。

心を癒やすのみならず、身体も癒やす。エンドルフィンは「究極の癒やし物質」というわけです。

感謝するほどに、私たちは健康になるのです。

愛と親切のホルモン「オキシトシン」

「感謝」に関連して重要なホルモンがもう1つあります。愛、信頼、親切、親密と関係したホルモン、オキシトシンです。

オキシトシンは、従来「恋愛感情を抱いたとき」「母親が授乳しているとき」などに分泌されるため「愛情ホルモン」として知られていました。

しかし、最近の研究では「親切をする」「人とのつながりを感じる」「愛する人と精神的に支え合う」「スキンシップをとる」「感動する」「感情を表に出す」「マッサージを受ける」「ハグをする」「ペットをなでる」など、様々な状況で分泌されることがわかってきました。

親切、感謝、思いやり、情け、慈しみ、赦しといった感情や行為と関連して分泌されることから「親切のホルモン」と呼ぶ人もいます。

オキシトシンが分泌されると、「人への親近感、信頼感が増す」「ストレスが消え、幸福感が得られる」「血圧の上昇を抑え、心臓の機能をよくする」「長寿になる」など、素晴らしい効果が知られています。

「感謝のステージ」は、親切、感謝、思いやり、情け、慈しみ、赦しといった感情が湧き上がり、自然にそうした行動がとれるようになった状態ですから、まさにオキシトシンが分泌され、私たちを健康に導いているのです。

オキシトシンは不安を消す！

否認は、扁桃体の興奮からスタートします。扁桃体の興奮を鎮静化できれば、不安を取り除くことができます。その方法を本書ではいくつも紹介してきましたが、実はオキシトシンには、扁桃体の興奮を鎮静化する作用もあります。

ドイツのユスタスリービッヒ大学の脳機能画像による研究において、被験者に、威《い》嚇《かく》的な怖い顔の写真を見せると、扁桃体の興奮が観察されましたが、一服のオキシトシンを投与すると、扁桃体の活動が鎮静化したのです。さらに、扁桃体が脳幹に送る信号を低減させることも発見しました。

つまり、オキシトシンは扁桃体の興奮を鎮め、さらに脳の各部位に伝達する緊急警報シグナルまでも鎮めてくれるのです。

オキシトシンは私たちの心から「不安」を取り除き、「安心」をもたらすホルモンであると言えます。

私たちはストレスに直面すると、交感神経が優位になります。これが長期に継続すると私たちの身体は疲弊し、病気の原因にもなります。しかし興味深いことに、オキシトシンには、交感神経にブレーキをかけて、副交感神経を優位にする作用もあるのです。

オキシトシンによって副交感神経が優位になり、私たちを「不安」から解放し、免疫力を高め、休息と回復ができる状態にしてくれるのです。

オキシトシンは、私たちの身体をストレスから守る、「癒やしのホルモン」と言えます。

患者と医者の信頼関係が重要であるとお話ししましたが、そうした信頼関係が築かれたときに分泌されるのが、オキシトシンです。

寄り添うことの重要性や家族の支え、周囲の人とのつながりの重要性についても、繰り返し書きました。そうした人とつながったときにも分泌されます。

感謝で病気が治る。

一昔前は、このような話はスピリチュアル系の本に書かれていました。しかし現在では、科学的なデータが多数報告されています。

感謝や親切で、オキシトシンやエンドルフィンが分泌され、私たちの病気を改善へと向けて一気に治癒力を高めてくれることは、間違いないようです。

感謝に至る5つの処方箋

感謝が自分も周りも健康にする

感謝をすると病気が治る。

そう言われても誰に、どのように感謝すればいいのか。意識せずに、自然に感謝できるようになるにはどうしたらいいのかが、イメージできないかもしれません。

具体的にどのようにすればよいか、「感謝に至る処方箋」として紹介しましょう。

感謝に至る処方箋1　他人への感謝を毎日3つずつ書く

「毎日3個の感謝を日記に書くだけで誰でも幸せになれる」といった感謝のワーク。

自己啓発系の本などで、昔から紹介されていますので、どこかで読んだことがある方もいるでしょう。半信半疑の人もいるでしょうが、最近のポジティブ心理学の研究でも効果が実証されています。

毎日「3つの感謝」を書き出すだけで、ポジティブ神経ネットワークが形成・強化され、何事もポジティブに考えられるようになっていくのです。

- **21日間、自分が感謝することを毎日3つずつ書き出す**
- **2分間でその日の最も意味ある出来事を日記風に書く**
- **誰か自分を応援してくれる相手に2分間でポジティブなメールを書く**

感謝の訓練にはいろいろなパターンがあり、どれも効果がありますが、1日の終わりに行うことが重要です。自分が取り組みやすい課題からはじめて、しばらく続けてみることをおすすめします。

感謝に至る処方箋 2　1日3回「ありがとう」と言う

感謝を「書く」ワークは、効果は絶大ですが、続けていくのは結構大変です。

より簡単に実践できる感謝のワークが、1日3回「ありがとう」と言うことです。

「ごはんおいしかったよ、ありがとう」「ゴミ出ししてくれてありがとう」「（コピーをとってくれた部下に）ありがとう」「（コーヒーを出してくれた店員さんに）ありがとう」など、いたる所で「ありがとう」を言うことができます。

「ありがとう」を言うためには、「自分は人から何かをしてもらっている」と気づくことが必要です。ポジティブな気持ちで相手を観察しないと、「ありがとう」は出てきません。

「ありがとう」が意識せずに、当たり前に出てくるようになると、脳のネガティブな回路が、ポジティブな回路に切り替わった、ということでもあります。

1日3回「ありがとう」と言う。とても簡単にできる割に、効果は絶大です。

感謝に至る処方箋 3 回復の体験を人に語ってみる

病からの回復の体験を、今、病気で苦しんでいる人にお伝えすると、感謝されます。

今、病気で苦しんでいる人は、いつトンネルを抜けるかわからない孤独な状態。そんな人にとって、あなたの「トンネルを抜け出た体験」は、とても貴重なものであり、孤独に支配される人をこのうえなく勇気づけるのです。

「感謝する」だけではなく、「感謝される」ことも、重要な意味を持ちます。感謝されることで、自己肯定感は高まり、さらなる自信を得て、回復と社会復帰へ向けたエネルギーを得るのです。

病気の経験が役立つのは、入院している患者さんに限りません。今は健康な友人や仕事仲間などに話してもいいでしょう。

「病気になる前は睡眠時間を削って、あまりにも仕事を頑張りすぎていた。やっぱり、睡眠は大切。睡眠はきちんととったほうがいいよ」

そんな体験談は、まだ病気になっていない人にも気づきを与えます。

非常に興味深い研究があります。

瞑想をしながら、大切な人の健康と幸福を心から祈る「慈悲の瞑想」を6週間行ったグループと何もしなかったグループを対象に、ストレスのかかる課題をやってもらい、結果を比較しました。瞑想を行ったグループは、インターロイキン6（免疫力の低下に関係する物質）が明らかに低下し、心理的なストレスも低いことがわかりました。また、ストレスホルモン、コルチゾールの分泌も抑えられていました。

人に情けをかける。**他者の悩みに心を寄せて、その人の健康を祈るとストレスは軽減し、健康に悪い物質も低減し、自分も健康になる**というデータです。

他の患者さんに自分の体験談を話す。人の健康を祈り、人の健康のために少しでも役立つように活動することは、自分の健康にも大きなプラスになるのです。

感謝に至る処方箋4 家族を大切にする

重病を宣告され意気消沈している人に見ていただきたい映画があります。ジャック・ニコルソンとモーガン・フリーマンの『最高の人生の見つけ方』です。

億万長者のエドワード（ジャック・ニコルソン）と自動車修理工のカーター（モーガン・フリーマン）。たまたま病院で同室になった2人は、それぞれ余命6カ月の末期がんを宣告されます。

カーターは「人生でやり残したことリスト」を書きます。大金持ちのエドワードは、自分のお金でその夢をすべて叶えようと持ちかけ、2人は病室を飛び出して世界に旅立ちます。

スカイダイビング、レーシングカーに乗る、サファリに行く、ピラミッドに登る、世界中の美しい風景を見て、おいしいものを食べる……。「やり残しリスト」を次々消していく2人。やりたいことをほとんどやり尽くした2人が、最後にしたことは何だったのか？

カーターは妻ビクトリアの反対を押し切ってこの旅に出かけますが、ビクトリアから「最後のときを一緒に過ごしたい」と電話で懇願され、妻の大切さを思い出し、エドワードを置いて自宅に戻ります。

家でカーターを待っていたのは、最愛の妻と子ども、孫たち。たくさんの家族に囲まれて、楽しく食卓を囲む。妻や子どもたちと過ごす時間、家族団らん。カーターは「やすらぎ」「安心」そして最高の「幸せ」を感じたのでした。

億万長者ではあるけれども4回の離婚をしていたエドワード。彼の最後の懸念は、離れ離れになった家族のこと。何十年も絶縁状態にあった娘に、意を決して会いに行きます。自分の気持ちを素直に語り、娘と和解するエドワード。はじめて会った孫娘を抱きしめ、頬にキスをしたのでした。

人生で大切なことはたくさんあるけれども、いちばん大切なのは「家族」。『最高の人生の見つけ方』は、最愛の家族と過ごす時間の大切さに気づくことだったのです。

家族、特に配偶者との人間関係は、健康に大きな影響を及ぼすという研究結果がたくさんあります。

ユタ大学が行った150組の夫婦の夫婦仲と動脈硬化の関連性についての研究で、**仲の悪い夫婦ほど動脈硬化の傾向が顕著に見られ、仲のよい夫婦ほど動脈硬化になりにくい**という結果が得られました。夫婦仲がよいとオキシトシンが増え、動脈硬化の原因が抑えられるからです。

また、オハイオ州立大学の行った夫婦仲と傷の治癒速度を調べた研究によると、仲が悪かった夫婦の傷の治癒速度は、通常の6割に低下していました。

これを読むと「うちは夫婦仲が悪いので、悪影響を及ぼしているかも」とドキッとした人もいるかもしれませんが、ガッカリする必要はありません。

別の研究では、新婚夫婦を集めて30分間、夫婦の問題を話し合ってもらったところ、怒りや不信などの「敵対的感情」の高まりに応じて体内のストレスホルモンが増えました。ところが、相手をいたわり、建設的な会話を心がけると、すぐにストレスホルモンは減ったのです。

また別の研究では、配偶者に敵対的感情を持つ、胸の痛みを抱える患者に、夫婦でお互いの服を洗濯してもらったところ、それだけで痛みが和らぎました。敵対心が親切心に置き換わり、オキシトシンが分泌されるようになったためと考えられます。

仮に、今、パートナーとの仲が険悪であったとしても、今日からポジティブな言葉をかけ合い、お互いをいたわり、相手の言葉に耳を傾けて気持ちを理解する努力をするだけで、すぐにオキシトシンが増えて、健康にプラスの効果を発揮してくれるのです。

家族愛（＝オキシトシン）には、即効性があるのです。

人との愛情のある交流による「癒やし」の効果は、夫婦間に限らず、親子関係、友人関係でも認められます。家族のいない1人暮らしの人の場合は、ペットとの交流によっても「癒やし」効果が得られるという研究が多数出ています。

ですから、家族を大切にする、幸せな家族の団らんの時間を持つことが、病気の予防や回復に役立つのです。

家族との交流、家族との愛情は、病気の「特効薬」であると言えるのです。

感謝に至る処方箋5　社会的な「つながり」を大切にする

「人間関係のつながりがストレスを緩和する」ことを、多くの研究データが示しています。たとえば、次のとおりです。

- 2万4000人の労働者を対象にした米国の全国調査によると、「社会的につながりがほとんどない人」は、「しっかりとした社会的絆を持っている人」に比べて、重度のうつにかかる割合が2～3倍も高い
- 心臓発作を起こしたあとの6カ月間に、感情面で支えが得られた人は、そうでない人に比べて、生存率が3倍も高い
- 社員が職場で1日のうちに経験する周囲の人との良好な関わりが、心臓血管系を安定した状態に回復させる。よい人間関係を多く持つ社員は、仕事のストレスがもたらす悪影響を受けにくい。人とのつながりは、ストレスホルモン・コルチゾールのレベルを下げる

良好な社会的つながりがあると、オキシトシンが血中に放出され、不安をたちまちに鎮めるのです。社会的な絆を持つことが、心臓血管系、神経内分泌系、免疫系のシ

ステムを活性化し、健康になるとともに、精神的な安定につながるということです。

仕事をリタイアすると一気に老け込んだり、物忘れが急に進んで、認知症を発症するということが、よくあります。リタイアすると、会社に行かなくなり、1日の大部分を家で過ごすため、社会とのつながりが、急速に乏しくなるのです。

さらに病気になると、余計に人と会わなくなります。

ですから、ご高齢の方が、同窓会や同期会など昔の友人と会うのはよいことですし、町内会の役員なども、「めんどうだから」と断らずに、引き受けたほうが健康によいのです。

週一回の趣味サークルに参加する。友だちとお茶をする。些細な交流に見えますが、すべて「社会的なつながり」です。

友人からお茶やイベントに誘われたら、「億劫《おっくう》だ」「面倒だ」と断らずに、積極的に参加するべきです。

家族以外の友人や知人と会う機会を減らさない。社会的につながることが、病気の予防にもなり、あなたの病気を回復させる「薬」にもなるのです。

リタイアした両親をお持ちの方は、社会との「つながり」を保っているのか「孤独」

に陥っていないかを気遣うことが大切です。

感謝をすると病気が治る。

なかなか信じられないかもしれませんが、できることから1つずつ行動に移してください。その効果に驚くはずです。

＊＊＊

病気が治らない原因は、ズバリ「不安」です。

不安をコントロールし、不安を減じることができれば、「なかなか治らない」と悩まされていた病気は、一気に治り始めます。

本書で紹介した感情コントロール術を、少しずつでいいので実行していくことで、あなたの不安は減り、病気が1歩ずつ治っていくはずです。

第7章のまとめ

感謝する。感謝すれば、病気は治る！

他人への感謝を毎日3つずつ書く。

1日3回「ありがとう」と言う。

回復の体験を人に語る。

家族を大切にする。

社会的なつながり、「絆」を大切にする。

ボランティア、他者貢献をする。

おわりに

闘わなければ病気は治る。
病気、医者、家族と闘わない。
自分を肯定し、医者を信じてみる。
こうした些細なことで、「否認」が「受容」に変わり、「感謝」が生まれてくる。
知らず知らずのうちに、病気は治っていく――。

「そんな簡単なことで、これまで治らなかった病気が治るものか！」と、多くの人が、疑問に思うかもしれません。
ですが、30年の精神科医の経験から、本書でお話ししたことを実行していただくと、間違いなく症状は改善し、病気は治っていくと、言い切ることができるのです。

最後まで本書を読んだ今、19ページの表『「病気が治る人」と「病気が治らない人」の違い』をもう一度見直してみてください。

病気が治らない人の特徴、「病気と闘い、抗っている」「悪口が多い」「ネガティブな言葉が多い」「他人を責める」「自分を責める」「人に相談しない」「過去にこだわる」など、当てはまったものが多くあったのではありませんか？

これを1つずつでよいので、改善してほしいのです。

「病気を受け入れる」「悪口をやめて、『ありがとう』と言う」「他人を赦す」「自分を認める」。これらを実行すればするほど、あなたの気持ちは楽になり、病気は治っていきます。

自分を責め、他人を責め、悪口を言い続ける限り病気は治りません。

自分でストレスの原因をつくり出しているからです。ブレーキを思いっきり踏んでいるのに、車が前に進むはずはないのです。

他人を信じ、他人に感謝すると、病気は治る。

スピリチュアル関連の本にもよく書かれていますが、それは「スピリチュアル」でも「自己暗示」でもありません。

脳科学や心理学の数多くの研究が、信頼や感謝で病気がよくなることを裏付けています。

信頼、笑顔、親切、感謝によって、ストレスホルモン（アドレナリン、コルチゾール）の分泌を抑え、癒やしの物質（オキシトシン、エンドルフィン）が分泌されること、さらに最近の研究では、この「癒やしの物質」は「幸福感」そのものであることがわかってきました。

信頼、笑顔、親切、感謝にあふれた生活をすることは、「病気にならない」「病気を治す」生き方であり、幸せに生きるための方法でもあるのです。

今、コロナ禍の最中に、この原稿を書いています。

新型コロナウイルス感染症の終息には、まだかなりの時間がかかりそうです。私たちは常にストレスや不安と隣り合わせに生きていく必要があります。

本書に書かれた内容を実践すると不安、恐怖、怒り、悲しみなどのネガティブな感情、そしてストレスの大部分を消すことができます。

また、オキシトシンやエンドルフィンの分泌によって、免疫力を高めることも可能です。つまり、感染症の予防にもなります。

先行きの見えない、生きづらい時代かもしれませんが、だからこそ「感情コントロール術」を実践して、笑顔、親切、感謝にあふれた生活を送っていただきたい。
あなたのこれからの日々に本書をお役立ていただけたら、精神科医としてこれ以上の幸せはありません。

精神科医　樺沢紫苑

参考図書

『死ぬ瞬間——死とその過程について』エリザベス・キューブラー・ロス著、鈴木晶訳、読売新聞社

『幸福優位7つの法則　仕事も人生も充実させるハーバード式最新成功理論』ショーン・エイカー著、高橋由紀子訳、徳間書店

『最新 がん事典』坂田三允、奥宮暁子著、日野原重明監修、小学館

『脳からストレスを消す技術』有田秀穂著、サンマーク出版

『孤独の科学——人はなぜ寂しくなるのか』ウィリアム・パトリック、ジョン・T・カシオポ著、柴田裕之訳、河出書房新社

『朝やる気になり夜ストレスを消す　切替脳の活かし方』有田秀穂著、ビジネス社

『「怒らない体」のつくり方——自律神経を整えるイライラ解消プログラム』小林弘幸著、祥伝社

『成功が約束される選択の法則: 必ず結果が出る今を選ぶ5つの仕組み』ショーン・エイカー 著、高橋由紀子訳、徳間書店

『快楽物質　エンドルフィン』ジョエル・デイビス著、安田 宏訳、青土社

『エンドルフィン　脳がつくるアヘン』C.F. レヴィンソール著、加藤 珪訳、地人書館

『「親切」は驚くほど体にいい!』デイビッド・ハミルトン著、有田秀穂監訳、飛鳥新社

『親切は脳に効く』デイビッド・ハミルトン著、サンマーク出版

『幸せがずっと続く12の行動習慣』ソニア・リュボミアスキー著、日本実業出版社

『愛は化学物質だった!?　脳の回路にオキシトシンを放出すればすべてはハッピー』スーザン・クチンスカス著、白澤卓二監修、ヒカルランド

『脳を最適化すれば能力は2倍になる』樺沢紫苑著、文響社

『人生うまくいく人の感情リセット術』樺沢紫苑著、三笠書房

著者紹介

樺沢紫苑（かばさわ・しおん）

精神科医、作家
1965年、札幌生まれ。

1991年、札幌医科大学医学部卒。札幌医大神経精神医学講座に入局。

大学病院、総合病院、単科精神病院など北海道内の８病院に勤務する。

2004年から米国シカゴのイリノイ大学に３年間留学。うつ病、自殺についての研究に従事。

帰国後、東京にて樺沢心理学研究所を設立。

「情報発信を通してメンタル疾患、自殺を予防する」をビジョンとし、YouTube27万人、Facebook15万人、Twitter10万人、メールマガジン15万人など、累計60万人以上に精神医学、心理学、脳科学の知識、情報をわかりやすく発信している。

著書は、シリーズ累計80万部の大ベストセラーとなった『学びを結果に変えるアウトプット大全』（サンクチュアリ出版）、『精神科医が教える ストレスフリー超大全』（ダイヤモンド社）など40冊超。累計260万部以上。

・YouTube「精神科医・樺沢紫苑の樺チャンネル」
https://www.youtube.com/webshinmaster
・樺沢紫苑公式メルマガ　http://kabasawa.biz/b/maga.html
登録はコチラから

精神科医《せいしんかい》が教《おし》える
病気《びょうき》を治《なお》す感情《かんじょう》コントロール術《じゅつ》

〈検印省略〉

2021年　4　月　20　日　第　1　刷発行
2025年　1　月　17　日　第　6　刷発行

著　者——樺沢 紫苑（かばさわ・しおん）
発行者——田賀井 弘毅
発行所——株式会社あさ出版

〒171-0022 東京都豊島区南池袋 2-9-9 第一池袋ホワイトビル 6F
電　話　03 (3983) 3225 (販売)
　　　　03 (3983) 3227 (編集)
F A X　03 (3983) 3226
U R L　http://www.asa21.com/
E-mail　info@asa21.com

印刷・製本　(株) 光邦

note　http://note.com/asapublishing/
facebook　http://www.facebook.com/asapublishing
X　https://x.com/asapublishing

ISBN978-4-86667-273-1 C0030